漢字・言葉

5分 脳トレ 200日間

もの忘れ防止 SP

森ノ宮医療大学 作業療法学科 松下 太（まつした ふとし）教授 監修

始めましょう！ もの忘れをなくす
もの覚えをよくする
脳活性・学習習慣

JN079231

大原 英樹／著

正しく知的な脳トレで、脳機能をアップしましょう！

「スマホをどこに置いたか忘れた」「財布を持ってくることを忘れた」「何をしに台所に来たのかわからなくなった」といった、覚えがありませんか？

人の名前が出てこない、今から何をしようとしていたのかわからない……などなど。

これらの「もの忘れ」は、歳をとったから仕方ない、とあきらめていませんか？

記憶力は 20 歳代をピークに年齢とともに衰えるといわれています。その一方で、知識や経験に培われる知性は、歳とともに伸びると考えられています。

「もの忘れ」は、脳が衰えたことが原因でしょうか？　物事をしっかり覚えようとする気力、注意力、集中力が欠けていたり、何が必要な情報なのかを判断する力が落ちている。そんな、記憶力以外の、いろんな認知機能の低下が、悪影響を及ぼしていませんか？

脳の病気ならば、仕方なくても、認知機能ならば、正しく知的な学習、トレーニングで、向上しますよ。遅くはありません、安心してください。

脳も身体の一部です。

筋肉のように、使わなければ、何もしなければ、衰えるのは当然です。逆にスポーツやトレーニングで筋肉を鍛えると、体力まで一緒に向上するように、脳も使えば使うほど、その機能を保ち、高めることができます。

本書の脳トレに取り組んで、楽しく、無理なく脳をいきいきさせてください。

松下 太　まつした ふとし

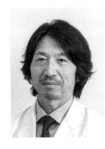

森ノ宮医療大学　作業療法学科 学科長／教授
作業療法士（認知症専門・認定作業療法士）
社会福祉士　医学博士

1990 年に、作業療法士免許を取得し、病院や介護老人保健施設にて認知症の人のリハビリテーションに従事する。特養や重度認知症デイケア、認知症初期集中支援チームなどで認知症の人の支援に関わり、現在は、大阪市地域包括支援センター連絡調整事業スーパーバイザーや、大阪府介護予防活動普及展開事業のアドバイザーとして、市町村の自立支援型地域ケア会議の場で活躍中。

もの忘れの原因、ワーキングメモリを強化

脳は、記憶や情報を一時的に保持しながら、それを使って作業を正しく、目的に沿って進める力があります。この力を「作業記憶=ワーキングメモリ」といいます。

もの忘れは、ワーキングメモリの衰えが主な原因です。

昨日、今日の約束や、今からやらなければならないこと、ちょっと覚えておきたいことだけでも、けっこうな情報量がありますよね。脳では、これらを一旦、メモ書きをするように覚えるのですが、このメモ用紙の枚数が少ない、つまり短期記憶の能力が低いと、覚えきれません。

例題です。

①「3・5・8・6・9」を覚えてください。

②次に、覚えた数字を、最初から順に足してください。

①で覚えることが「短期記憶」で、②で覚えた情報を使って作業をする能力を「ワーキングメモリ（作業記憶）」と理解しましょう。

本書の脳トレでは、考える機会を習慣化することで①の短期記憶を鍛え、さまざまな種類の問題が、脳のいろんな部分を刺激することで、②のワーキングメモリを高めます。

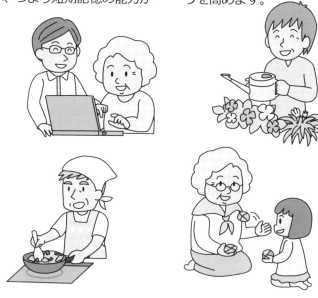

さまざまな場面で、ワーキングメモリがいかされている

積極的に挑戦する、楽しむことは効果が大きい

脳トレでワーキングメモリが活性化すると、脳に長期記憶されている知識や経験の情報を引き出す力も向上します。

子供の頃に学んだ漢字、暮らしの中で身に付けた言葉、それらをどう使うのか。これらがまさにあなたの知識や経験です。
ワーキングメモリと知識や経験が「統合」されて、脳の機能がどんどん高まります。
すると、作業や問題解決が、苦でなくなります。積極的に取り組む、挑戦する、楽しむ気持ちが生じ、脳の活性化に効きます。
「やらされている」と感じる脳トレは、脳は受け付けず、ストレスを感じてかえって逆効果です。
本書では、飽きることなくページを重ねるために、20種類のパズルを揃えました。どれもが、ルールは簡単で、解いた後の満足感は大きいものばかりです。
記憶力・発想力・集中力・判断力・読解力が高まります。
効果を感じながら、最後までやり切ってください。

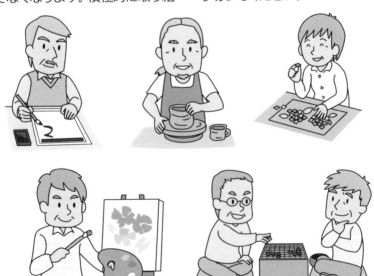

好きなことに夢中になっている時間を思い出して、
あの感じで脳トレを楽しんで

脳の活性化とともに、健康な生活を考える

世界保健機関（WHO）は 2019 年、「認知機能低下および認知症のリスク低減のためのガイドライン」を公表しました。

全世界で 5000 万人の人が認知症にかかり、毎年 1000 万人近くの新規患者が発生と報告しています。今後 30 年で、認知症の総患者数は現在の約 3 倍の 1 億 5200 万人にまで増えると警鐘を鳴らし、予防の必要性を訴えています。

内容は、身体の健康を保つことと重なっています。規則正しい生活で健康に留意すれば、そのまま脳にも好影響なのです。

脳のアンチエイジングを望む今、同時に全身の健康をさらに意識してみましょう。

身体活動運動	禁煙	バランスのとれた食事

危険で有害な飲酒の減量や中断	認知トレーニング

社会活動社会参加	肥満・高血圧糖尿病の管理	脂質異常症うつ病難聴の管理

「認知トレーニング」が本書の脳トレにあたります。
脳も身体も、あなたの意識で健康になり、能力も向上します

人との交流が、認知症予防につながる

WHOのガイドラインにある「社会活動・社会参加」に注目します。近年では「コミュニケーション」と「知的活動」も認知症予防に関わっていることがわかってきています。つまり、「人付き合い」は、脳にも好影響なのです。

例えば、人と会う約束をするときは、「この日に会う」「何時にどこで待ち合わせをする」「家を何時に出れば間に合うか」「どの交通ルートがいいか」など複数のことを考え、記憶します。

人と会って会話をするときも、相手の話に合わせて返答を考えたり、相手の様子を見て雰囲気をつかんだりと、脳はフル活動します。さらに、いろんな人から

それぞれ違った体験を聞いたり、新しい知識を得たりすることで脳がより多くの刺激を受けます。ただし、環境の変化や人間関係に伴うストレスや不安は、脳には良くないので、会いたくない人、行きたくない場所に行く無理はしないでくださいね。

会話の時に、本書で学んだことが効果を発揮します。知っている言葉も増えています。発言する。相手の話を聞く。考えを述べる。いずれの能力も向上していて、話すことが楽しくなり、脳もいきいきと働きます。

学習効果を活用して、「人付き合い」を、脳の活性化にいかしましょう。

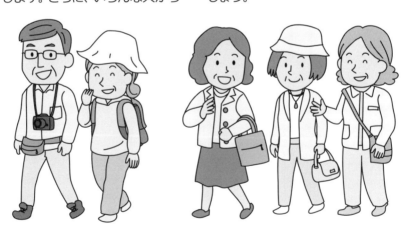

本書の学習で、あなたの記憶の中にあった言葉が、
引き出しやすくなり、会話がはずみます。

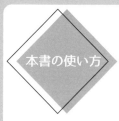

●本書は、漢字・言葉の意味、面白さを学ぶと同時に、脳の働きを活性化する脳トレ問題が、ぎっしり詰まっています。

●1日1ページ、5分から10分で仕上げることを目安にしていますが、所要時間はあまり気にせず、あなたのペースで、あなたの力で解いてください。
わからないときは、言葉を調べてみましょう。スマホ、できるならば紙の辞書を使ってみましょう。

●1日に何ページも進めたり、長い日数やらなかったり、好きな問題だけ選り好みして解くことは避けましょう。

パズルは20種類。設問は簡単で、解いた後には満足感が味わえます。小学校で習った漢字を主に、普段よく使う言葉を、できるだけ優先させています。

学習日を記録して、あなたの
努力の履歴を残しましょう。

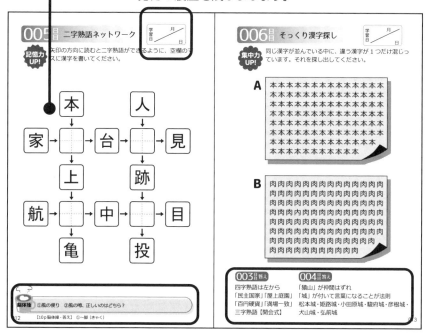

「脳体操」は、人に話したくなる雑学問題。「話のネタ」に活用しましょう。

答えはページをめくった次の見開き・右ページの下に、2日分が掲載されています。

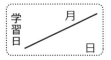

001 日目 二字熟語をつなげ！

 記憶力 UP!

矢印の方向に読むと二字熟語ができるように、中央のマスに漢字を書きましょう。

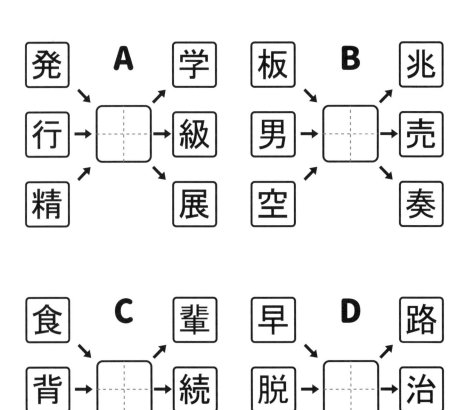

A

発 → □ ← 学
行 → □ → 級
精 → □ → 展

B

板 → □ → 兆
男 → □ → 売
空 → □ → 奏

C

食 → □ → 輩
背 → □ → 続
産 → □ → 援

D

早 → □ → 路
脱 → □ → 治
衰 → □ → 散

 脳体操　腐らないものはどちら？　①ハチミツ　②コーンポタージュ

008

【脳体操・答え】　2pあとのココに、この問題の答えがあります。

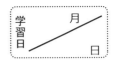

 発想力 UP!

マスのカタカナ16の文字をすべて使って、テーマに関連する仲間の言葉を4つ考えて、書きましょう。1度使った文字は使えません。

テーマ 動物園

A

コ	ジ	ダ	フ
ン	ミ	パ	ゾ
ン	ア	ア	ア
ウ	ゴ	ラ	ラ

....

....

....

....

テーマ おしゃれ

B

ー	ブ	イ	ハ
ー	リ	グ	ト
ス	ヒ	ラ	ウ
ン	ス	カ	ル

....

....

....

....

ページをめくった
次の見開きのココに
答えがあります

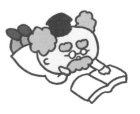

009

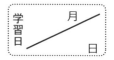

読解力
UP!

「候補」の漢字をマスに当てはめて、4 つの四字熟語を書きましょう。さらに、使わずに「候補」に残った漢字で、三字熟語を作りましょう。

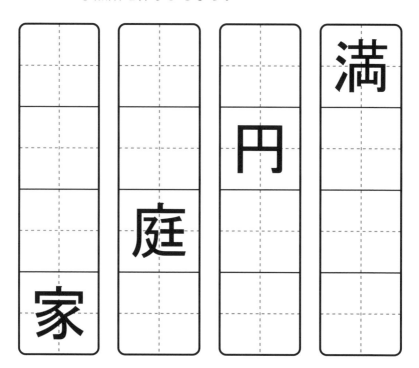

満

円

庭

家

候補

民	致	会	場	貨
一	硬	開	百	屋
国	式	園	上	主

三字熟語

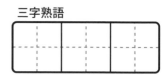

脳体操　椅子の数え方は？　①〜脚（きゃく）　②〜台（だい）

【8p脳体操・答え】　①ハチミツ

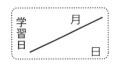

学習日　月　日

集中力UP! ある法則にしたがって、言葉を集めました。しかし、この中の1つだけが、法則に合わない「仲間はずれ」になっています。「仲間はずれ」は、どれでしょうか？

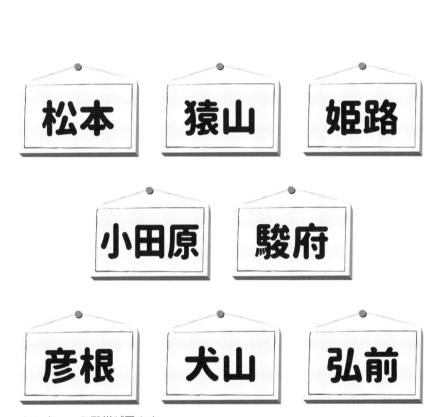

松本　猿山　姫路

小田原　駿府

彦根　犬山　弘前

ヒント……お殿様が居ます

001日目答え

A 中央に「進」
B 中央に「前」
C 中央に「後」
D 中央に「退」

002日目答え

A パンダ・コアラ・フラミンゴ・アジアゾウ

B リング・スカート・ブラウス・ハイヒール

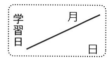

記憶力 UP!　矢印の方向に読むと二字熟語ができるように、空欄のマスに漢字を書いてください。

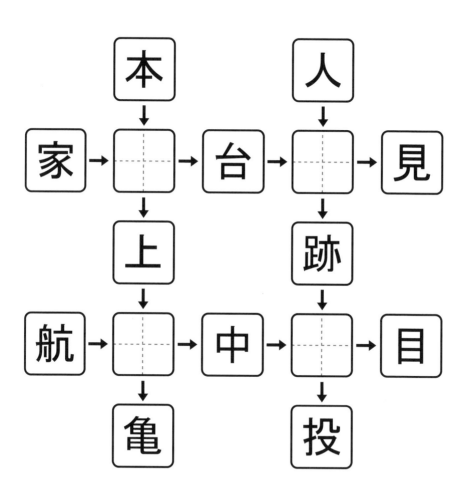

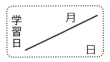

006日目 そっくり漢字探し

同じ漢字が並んでいる中に、違う漢字が1つだけ混じっています。それを探し出してください。

A

本本本本本本本本本本本
本本本本本本本本本本本
本本本本本本本本本本本
本本本本本本本本本本本
本本本本本木本本本本本
本本本本本本本本本本本
本本本本本本本本本本
本本本本本本本本本本

B

肉肉肉肉肉肉肉肉肉肉肉肉肉肉
肉肉肉肉肉肉肉肉肉肉肉肉肉肉
肉肉肉肉肉肉肉肉肉肉肉肉肉肉
肉肉肉肉内肉肉肉肉肉肉肉肉肉
肉肉肉肉肉肉肉肉肉肉肉肉肉肉
肉肉肉肉肉肉肉肉肉肉肉肉肉肉
肉肉肉肉肉肉肉肉肉肉肉肉肉
肉肉肉肉肉肉肉肉肉肉肉

003日目答え

四字熟語は左から
「民主国家」「屋上庭園」
「百円硬貨」「満場一致」
三字熟語【開会式】

004日目答え

「猿山」が仲間はずれ
「城」が付いて、言葉になることが法則
松本城・姫路城・小田原城・駿府城・彦根城・
犬山城・弘前城

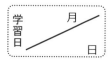

学習日 　月　日

集中力 UP!

「候補」の三字熟語でマスを埋めましょう。熟語が重なる部分では、同じ漢字を共有します。

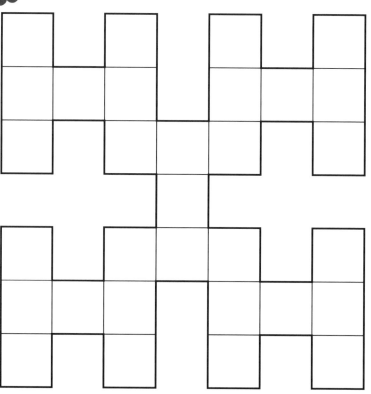

候補

配当金　書道部　生意気　大部分　値千金

子午線　手弁当　高気圧　価値観　配線図

図書館　寄生虫　相手方　団子虫　栗金団

脳体操　なぞなぞです。乗るとき下りて、降りるとき昇るものは何？

【12p脳体操・答え】　①風の便り

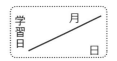

008日目 外来語の意味

 太い下線の言葉は、会話の中で使われている「カタカナ語（外来語）」です。それを日本語に置き換えました。その日本語を漢字で書きましょう。

A 駅への<u>アクセス</u>がいい住まいだ。

日本語置き換え →

こう	つう	しゅ	だん

B <u>クライアント</u>の満足を得た。

日本語置き換え →

こ	きゃく

C <u>インサイダー</u>取引の株購入だ。

日本語置き換え →

ない	ぶ	かん	けい	しゃ

005日目 答え

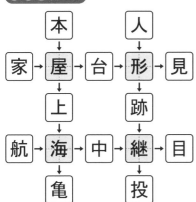

006日目 答え

A
「本」が並ぶ中に
上から5段目・左から8番目に「木」がある

B
「肉」が並ぶ中に
上から4段目・左から4番目に「内」がある

015

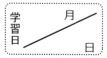

判断力 UP!

「候補」の漢字をマスに当てはめて、15の三字熟語を作ってください。そのとき、太い線でつながれた2つのマスには、同じ漢字を書きましょう。

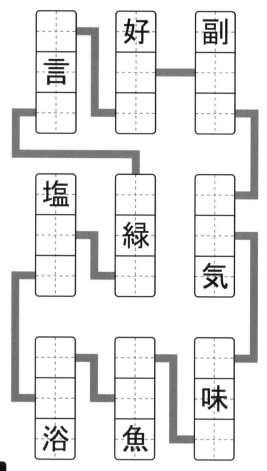

候補

海　深　水　素　意　葉　合　心　都

脳体操　並べ替えて有名人の名前にしてください。夏至、探険だ（げしたんけんだ）

【14p脳体操・答え】　地下鉄

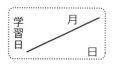

難読漢字とその「読み方」が上・下段に並んでいます。
●と●を線でつないで、組み合わせましょう。

植物・野菜・果物

檸檬　●
玉蜀黍　●
蒲公英　●
西瓜　●
無花果　●
山茶花　●
牛蒡　●
紫陽花　●

●　たんぽぽ
●　いちじく
●　あじさい
●　レモン
●　とうもろこし
●　ごぼう
●　すいか
●　さざんか

007日目答え

価		栗		寄		高
値	千	金		生	意	気
観		団	子	虫		圧
			午			
相		配	線	図		大
手	弁	当		書	道	部
方		金		館		分

008日目答え

A アクセス = 交通手段
B クライアント = 顧客
C インサイダー
　 = 内部関係者

017

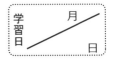

学習日　月　日

発想力
UP!

5人の有名人の名前を漢字で書きましたが、それぞれ一字、間違った漢字が入っています。正しい名前を、【　】に書きましょう。

男性俳優

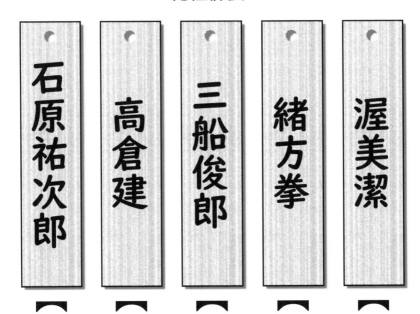

石原祐次郎

高倉建

三船俊郎

緒方拳

渥美潔

脳体操　ひらがなで書かれた計算式の答えは？　ななひくさんたすきゅう

【16ｐ脳体操・答え】　武田信玄（たけだしんげん）

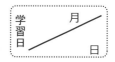

判断力 UP!

四字熟語をあみだくじの要領でつなごうとしましたが、うまくいきません。図に2本の線を加えて、正しいつながりにしてください。

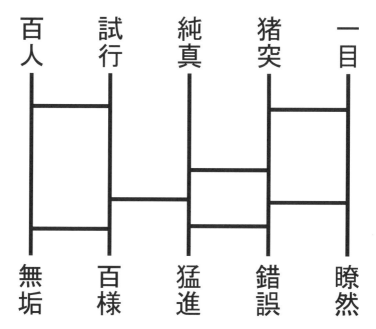

百人　試行　純真　猪突　一目

無垢　百様　猛進　錯誤　瞭然

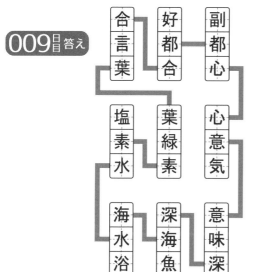

009 日目 答え

010 日目 答え

紫陽花 ＝ あじさい
牛蒡 ＝ ごぼう
山茶花 ＝ さざんか
無花果 ＝ いちじく
西瓜 ＝ すいか
蒲公英 ＝ たんぽぽ
玉蜀黍 ＝ とうもろこし
檸檬 ＝ レモン

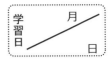

学習日　　月　日

発想力 UP!

「ある」の言葉は、共通の法則にしたがっています。その法則は何でしょうか？　言葉を分析して、法則を答えてください。

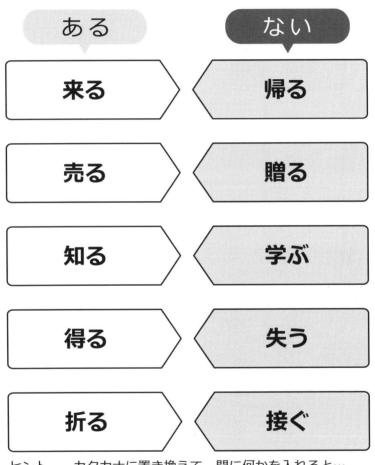

ある	ない
来る	帰る
売る	贈る
知る	学ぶ
得る	失う
折る	接ぐ

ヒント……カタカナに置き換えて、間に何かを入れると…

答え 共通の法則は

....

脳体操　くしゃみの時速はどの程度？
①チーター（120km/h）程度　②新幹線（300km/h）以上

【18p脳体操・答え】　7-3+9=13

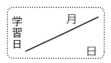

学習日　月　日

014日目　慣用句 線つなぎ

記憶力UP!

「例」と同じように、A～Hの慣用句を線でつないで、意味が通るものにしてください。言葉の意味も考えてみましょう。

A	B	C	D	E	F	G	H
相	意	有	縁	阿	一	神	上
経	無	吽	槌	前	表	起	糸
の呼吸	を尖らせる	を言わせず	を撥ねる	を突く	を打つ	でもない	まとわず

例
愛 — 想 — がつきる

011日目答え

石原祐次郎
→石原裕次郎
高倉建→高倉健
三船俊郎
→三船敏郎
緒方拳→緒形拳
渥美潔→渥美清

012日目答え

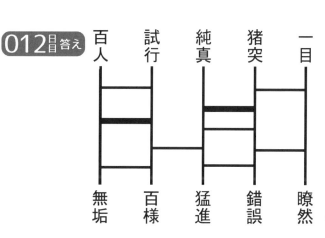

百人　試行　　純真　猪突　　一目

無垢　百様　　猛進　錯誤　　瞭然

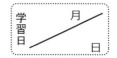

学習日　月　日

発想力 UP!

「候補」にある 12 の漢字をすべて使って、①～④の言葉の意味に合うように、三字熟語を書きましょう。
候補の文字は 1 度だけ使えます。

A

候補

家	甘	全	豆
違	愛	納	感
安	妻	和	策

① 　　｜　　｜　　

奥さんを、人一倍大事にする夫。

② 　　｜　　｜　　

危険回避のために、あらかじめ考えておく方法。

③ 　　｜　　｜　　

豆を糖蜜で煮詰め、砂糖をまぶした菓子。

④ 　　｜　　｜　　

しっくりしない感じ。ちぐはぐに思われること。

B

候補

足	鉄	自	火
巻	隊	寝	度
不	衛	外	視

① 　　｜　　｜　　

マグロの赤身を芯にした、細いのりまきずし。

② 　　｜　　｜　　

日本の安全を保つことを主な任務とする防衛組織。

③ 　　｜　　｜　　

睡眠時間が、たりていないこと。

④ 　　｜　　｜　　

問題にしないこと。無視すること。

脳体操　ウサギの数え方は？　①～匹（ひき）　②～羽（わ）

022

【20 p脳体操・答え】 ②新幹線（300km/h）以上

016日目 4人の有名人

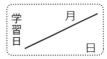

学習日　　月　日

記憶力UP! テーマに合った4人の名前が、マスに散りばめられています。その有名人の名前を、漢字で書きましょう。

フィギュアスケート／五輪メダリスト

結	野	真	荒
香	川	磨	生
浅	羽	宇	昌
静	田	弦	央

A ソチ五輪、平昌五輪
2大会連続 金メダリスト

C トリノ五輪
金メダリスト

B バンクーバー五輪
銀メダリスト

D 平昌五輪 銀メダリスト
北京五輪 銅メダリスト

013日目答え 「ある」をカタカナに置き換えて、間に「-」を入れても言葉になることが法則
「来る→クール」「売る→ウール」「知る→シール」
「得る→エール」「折る→オール」

014日目答え
- A 相槌を打つ
- B 意表を突く
- C 有無を言わせず
- D 縁起でもない
- E 阿吽の呼吸
- F 一糸まとわず
- G 神経を尖らせる
- H 上前を撥ねる

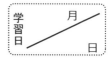

「候補」の漢字をマスに当てはめて、熟語が重なりつながる漢字のクロスワードを作ってください。

豪	■		拡		■	
予	予	報	■	停		中
■			電	■		
計	■		交	■	防	■
	策			勤		害
運	■	局	■	設	■	
	業	日	■	警		員

候補

災　駅　市　雨　途　通　画　親
備　休　当　測　止　大　急

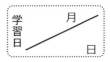

A、B それぞれの「候補」に並ぶひらがなは、2 つの都道府県の名前がまざったものです。それぞれの名前を漢字で、書き分けましょう。

A

候補

ん け う わ ち ん こ い て け

都道府県名　　　　　　　　都道府県名

A

候補

ん ま ま く ご ん か け ふ し し け

都道府県名　　　　　　　　都道府県名

015日目答え

A ①愛妻家　②安全策　③甘納豆　④違和感

B ①鉄火巻　②自衛隊　③寝不足　④度外視

016日目答え

A 羽生結弦
B 浅田真央
C 荒川静香
D 宇野昌磨

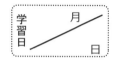

019 日目 誤字を正す

A〜Jに四字熟語が並んでいますが、すべて誤字が1つずつあります。誤字を正して、四字熟語を書きましょう。

A 華鳥風月

F 三寒四穏

B 油団大敵

G 自作時演

C 本家本素

H 異食同源

D 新進機鋭

I 不老所得

E 八法美人

J 希生価値

脳体操 なぞなぞです。ハチは一度にどれくらいの距離を飛べる?

026

【24p脳体操・答え】 ①脚光を浴びる

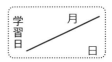

 A、B それぞれ、「・」に同じ漢字を入れると、三字熟語が5つずつできあがります。間に入る共通の漢字を書きましょう。

A

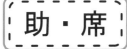 助・席

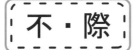 不・際

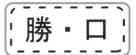 勝・口

射・座

山・線

「・」＝

B

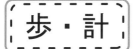 歩・計

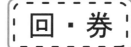 回・券

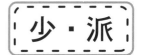 少・派

手・料

多・決

「・」＝

017日目答え

豪		急	拡	大		途
雨	予	報		停	止	中
	測		市	電		駅
計		親	交		防	
画	策		通	勤	災	害
運		当	局		設	
休	業	日		警	備	員

018日目答え

A
高知県・岩手県

B
鹿児島県・福島県

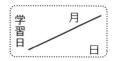

記憶力 UP!

矢印の方向に読むと二字熟語ができるように、中央のマスに漢字を書きましょう。

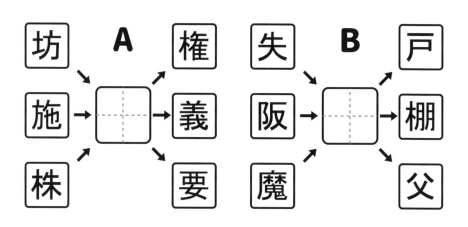

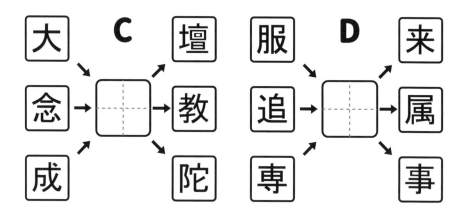

脳体操 並べ替えて有名人の名前にしてください。斧がブナだ（おのがぶなだ）

【26p脳体操・答え】 8マイル＝ハチ・参る

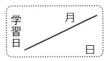

022日目 4つの仲間

 マスのカタカナ16の文字をすべて使って、テーマに関連する仲間の言葉を4つ考えて、書きましょう。1度使った文字は使えません。

テーマ 調理器具

A

ン	マ	フ	ハ
ス	タ	ン	ベ
ナ	ラ	パ	イ
ナ	キ	イ	イ

....

....

....

....

テーマ 魚

B

ナ	ジ	マ	グ
ア	シ	カ	イ
マ	メ	バ	イ
ワ	ロ	サ	キ

....

....

....

....

019日目 答え

A 花鳥風月		**F** 三寒四温
B 油断大敵		**G** 自作自演
C 本家本元		**H** 医食同源
D 新進気鋭		**I** 不労所得
E 八方美人		**J** 希少価値

020日目 答え

A「・」に「手」が入る。助手席・不手際・勝手口・射手座・山手線

B「・」に「数」が入る。歩数計・回数券・少数派・手数料・多数決

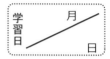

学習日 月 日

読解力UP! 「候補」の漢字をマスに当てはめて、4つの四字熟語を書きましょう。さらに、使わずに「候補」に残った漢字で、三字熟語を作りましょう。

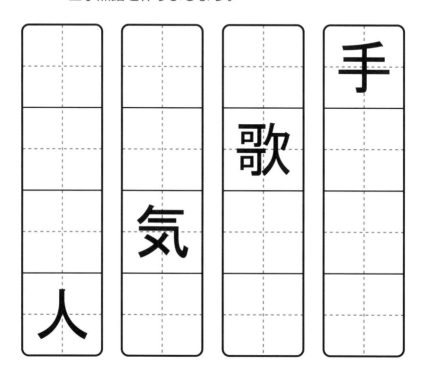

（縦書きマス）

一列目：（空欄）（空欄）（空欄）人

二列目：（空欄）（空欄）気（空欄）

三列目：（空欄）歌（空欄）（空欄）

四列目：手（空欄）（空欄）（空欄）

候補

味 山 多 和 新
美 八 噌 超 前
市 鋭 忙 進 方

三字熟語

（空欄のマス）

脳体操 ひらがなで書かれた計算式の答えは？ よんたすさんかけるごひくに

【28p脳体操・答え】 織田信長（おだのぶなが）

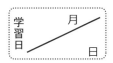

ある法則にしたがって、言葉を集めました。しかし、この中の1つだけが、法則に合わない「仲間はずれ」になっています。「仲間はずれ」は、どれでしょうか？

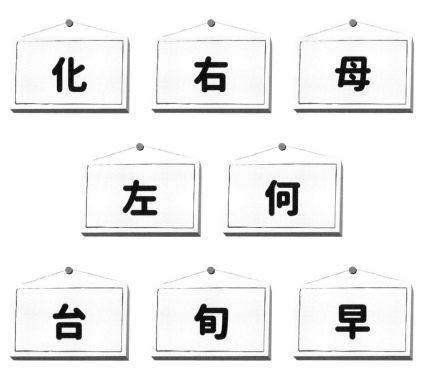

ヒント……頭に何かが付きます

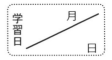

記憶力 UP!　矢印の方向に読むと二字熟語ができるように、空欄のマスに漢字を書いてください。

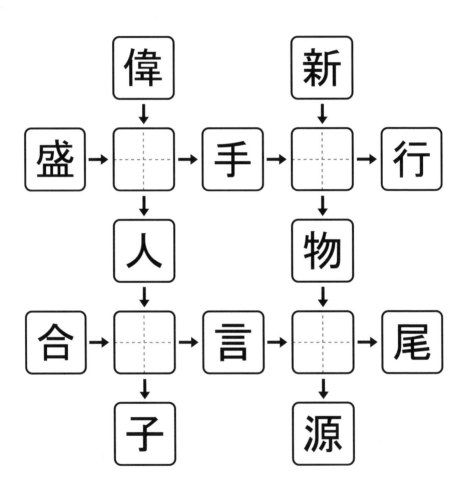

偉

新

盛 → □ → 手 → □ → 行

人　　　　物

合 → □ → 言 → □ → 尾

子　　　　源

脳体操　火事になると、ダイヤモンドはどうなる？　①燃える　②状態に変化なし

【30p脳体操・答え】　4+3×5-2=17

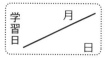

026 日目 そっくり漢字探し

同じ漢字が並んでいる中に、違う漢字が1つだけ混じっています。それを探し出してください。

A

空空空空空空空空空空空空空空
空空空空空空空空空空空空空空
空空空空空空空空空空空空空空
空空空空空空空空空空空空空空
空空空空空空空空空空空空空空
空空空空空空空空空空空空空空
空空空空空空空空空空空空空空
空空空空空究空空空空空

B

矛矛矛矛矛矛矛矛矛矛矛矛矛
矛矛矛矛矛矛矛矛矛矛矛矛矛
矛矛矛矛矛矛矛矛矛矛矛矛矛
矛矛矛矛矛矛矛予矛矛矛矛矛
矛矛矛矛矛矛矛矛矛矛矛矛矛
矛矛矛矛矛矛矛矛矛矛矛矛矛
矛矛矛矛矛矛矛矛矛矛矛矛
矛矛矛矛矛矛矛矛矛矛

023 日目答え

四字熟語は左から
「八方美人」「新進気鋭」
「和歌山市」「手前味噌」
三字熟語【超多忙】

024 日目答え

「左」が仲間はずれ
「草冠」が付いて、漢字になることが法則
化→花・右→若・母→苺・何→荷・台→苔・
旬→筍・早→草

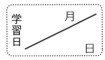

集中力 UP!

「候補」の三字熟語でマスを埋めましょう。熟語が重なる部分では、同じ漢字を共有します。

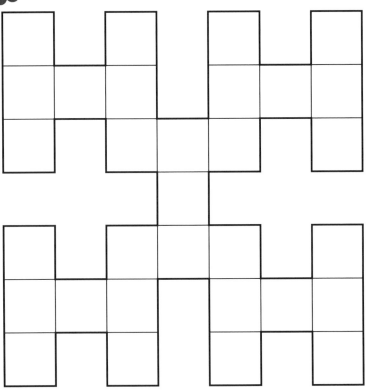

【候補】

下剋上　星月夜　都市化　進行形　占星術

中心街　売上金　真夜中　校倉造　進学校

親孝行　地下街　懇親会　倉敷市　心理学

脳体操　古墳の数え方は？　①〜基（き）　②〜山（やま）

【32p脳体操・答え】　①燃える＝800度で燃える。家事は1000度になる

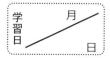

 太い下線の言葉は、会話の中で使われている「カタカナ語（外来語）」です。それを日本語に置き換えました。その日本語を漢字で書きましょう。

A ピザを<u>デリバリー</u>してもらう。

日本語置き換え →

はい	たつ

B 子供が喜ぶ<u>アミューズメント</u>施設。

日本語置き換え →

ご	らく

C 野球の<u>ポテンシャル</u>が高い。

日本語置き換え →

せん	ざい	のう	りょく

025日目答え

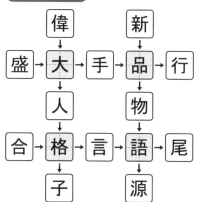

026日目答え

A
「空」が並ぶ中に
一番下の段・左から6番目に「究」がある

B
「矛」が並ぶ中に
上から4段目・左から8番目に「予」がある

035

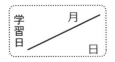

判断力UP!

「候補」の漢字をマスに当てはめて、15 の三字熟語を作ってください。そのとき、太い線でつながれた 2 つのマスには、同じ漢字を書きましょう。

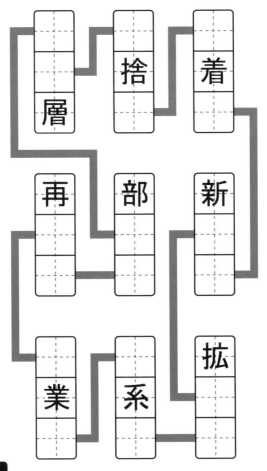

候補

動　断　活　離　起　陸　大　図　家

脳体操　①極め付き　②極めつけ、正しいのはどちら？

【34p脳体操・答え】　①〜基（き）

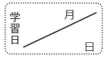

集中力UP!

難読漢字とその「読み方」が上・下段に並んでいます。
●と●を線でつないで、組み合わせましょう。

世界の国々

加奈陀　●

亜米利加　●

伊太利　●

露西亜　●

伯剌西爾　●

仏蘭西　●

濠太剌利　●

印度　●

● アメリカ

● ロシア

● ブラジル

● カナダ

● オーストラリア

● イタリア

● インド

● フランス

027日目答え

占		真		地		売
星	月	夜		下	克	上
術		中	心	街		金
			理			
懇		進	学	校		都
親	孝	行		倉	敷	市
会		形		造		化

028日目答え

A デリバリー = 配達
B アミューズメント
　 = 娯楽
C ポテンシャル
　 = 潜在能力

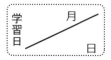

5人の有名人の名前を漢字で書きましたが、それぞれ一字、間違った漢字が入っています。正しい名前を、【　】に書きましょう。

総理大臣

安部晋三

小泉順一郎

岸田文男

中曽根靖弘

田中角英

【　】　【　】　【　】　【　】　【　】

脳体操

なぞなぞです。尾っぽまで白い猫と、尾っぽまで黒い猫が、それぞれジョークをいうよ。バカウケしたのはどちら？

【36p脳体操・答え】　①極め付き

038

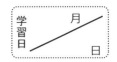

判断力
UP!

四字熟語をあみだくじの要領でつなごうとしましたが、うまくいきません。図に2本の線を加えて、正しいつながりにしてください。

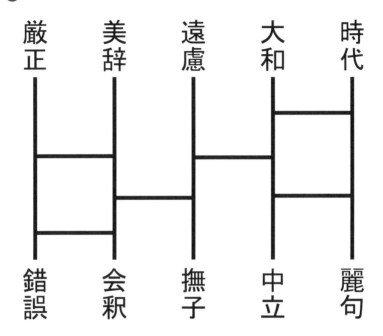

厳正　美辞　遠慮　大和　時代

錯誤　会釈　撫子　中立　麗句

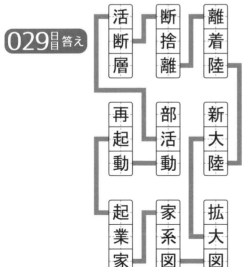

029日目答え

活断層　断捨離　離着陸
再起動　部活動　新大陸
起業家　家系図　拡大図

030日目答え

加奈陀 = カナダ
亜米利加 = アメリカ
伊太利 = イタリア
露西亜 = ロシア
伯剌西爾 = ブラジル
仏蘭西 = フランス
濠太剌利 = オーストラリア
印度 = インド

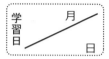

学習日　月　日

発想力 UP!

「ある」の言葉は、共通の法則にしたがっています。
その法則は何でしょうか？　言葉を分析して、法則を答えてください。

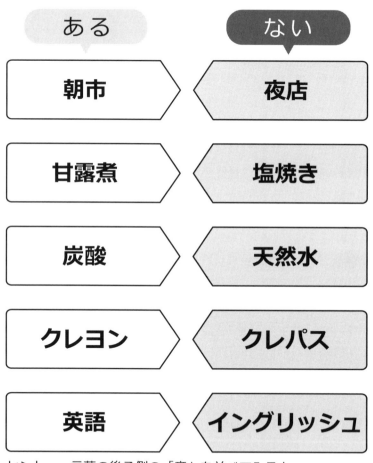

ある	ない
朝市	夜店
甘露煮	塩焼き
炭酸	天然水
クレヨン	クレパス
英語	イングリッシュ

ヒント……言葉の後ろ側の「音」を並べてみると…

答え 共通の法則は

脳体操　並べ替えて有名人の名前にしてください。むやみと模試さ（むやみともしさ）

040

【38p脳体操・答え】　白い猫　尾も白い＝面白い

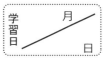

034日目 慣用句 線つなぎ

「例」と同じように、A〜Hの慣用句を線でつないで、意味が通るものにしてください。言葉の意味も考えてみましょう。

	A	B	C	D	E	F	G	H
	裏	大	重	跡	一	意	臆	眼
例 愛	荷	中	形	面	目	蛇	本	中
想	もない	を下ろす	に出る	を振るう	の人	取られる	にない	もなく
がつきる								

031日目答え

安部晋三→安倍晋三
小泉順一郎
→小泉純一郎
岸田文男→岸田文雄
中曽根靖弘
→中曽根康弘
田中角英→田中角栄

032日目答え

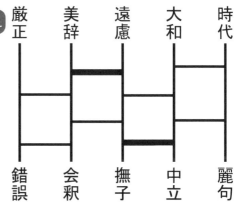

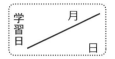

035日目 三字熟語書き分け

発想力
UP!

「候補」にある 12 の漢字をすべて使って、①〜④の言葉の意味に合うように、三字熟語を書きましょう。
候補の文字は1度だけ使えます。

A

候補

計	衣	悪	画
品	天	舶	候
料	的	来	品

① ☐ ☐ ☐

あらかじめ進行予定を決めて物事を行うさま。

② ☐ ☐ ☐

外国製品。

③ ☐ ☐ ☐

風雨などがひどく、荒れた空模様。

④ ☐ ☐ ☐

商品としての服や下着類。

B

候補

得	物	添	会
加	試	線	写
熱	先	視	意

① ☐ ☐ ☐

あるものに、あとから足す別のもの。

② ☐ ☐ ☐

一般公開前に、特定の人々に映画を見せる催し。

③ ☐ ☐ ☐

強い関心をもって見つめること。

④ ☐ ☐ ☐

いつも品物を、買ってくれる客。

脳体操 ひらがなで書かれた計算式の答えは？ さんかけるさんたすななたすに

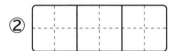
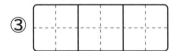
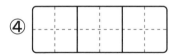
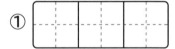
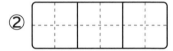
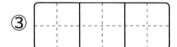
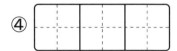

【40p脳体操・答え】 宮本武蔵（みやもとむさし）

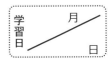

テーマに合った4人の名前が、マスに散りばめられています。その有名人の名前を、漢字で書きましょう。

戦国武将

家	信	秀	織
豊	田	玄	康
田	徳	信	臣
吉	長	武	川

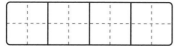
A 戦国時代〜安土桃山時代
桶狭間の戦いで勢力を拡大

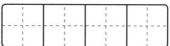
C 戦国時代〜江戸時代初期
関ヶ原の戦いに勝利

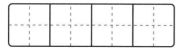
B 戦国時代〜安土桃山時代
織田信長の後、天下統一

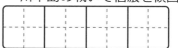
D 甲斐の守護大名・戦国大名
川中島の戦いで信濃を領国化

033日目答え
「ある」の終わりに数字の「音」が入っていることが法則 「朝市→あさ・イチ」
「甘露煮→かんろ・二」「炭酸→たん・サン」
「クレヨン→くれ・ヨン」「英語→えい・ゴ」

034日目答え
A 裏目に出る	**E** 一本取られる
B 大蛇を振るう	**F** 意中の人
C 重荷を下ろす	**G** 臆面もなく
D 跡形もない	**H** 眼中にない

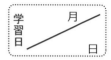

読解力UP！ 「候補」の漢字をマスに当てはめて、熟語が重なりつながる漢字のクロスワードを作ってください。

耐	■		和		■	
	力	釜	■	皿		鉢
■		■	機	■	料	■
胡	■	万		調		器
	婆		充	■	屋	■
風	■		実		■	
	噌	汁	■	漬		石

候補

砥　酢　麻　理　能　味　餅
小　圧　物　丼　絵　果　大

脳体操 栄養ドリンクのビンが茶色な理由は？
①再生された原料の色　②紫外線を遮断

【42p脳体操・答え】　3×3+7+2=18

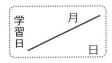

集中力UP!　A、B それぞれの「候補」に並ぶひらがなは、2 つの都道府県の名前がまざったものです。それぞれの名前を漢字で、書き分けましょう。

A

候補

やけ まん ん も また とけ くが

都道府県名　　　　　　都道府県名

▼　　▼ ▲　　▲

A

候補

いおけ さた か おが ふにん

都道府県名　　　　　　都道府県名

▼　　▼ ▲　　▲

035日目答え

A ①計画的　②舶来品　③悪天候　④衣料品

B ①添加物　②試写会　③熱視線　④得意先

036日目答え

A 織田信長
B 豊臣秀吉
C 徳川家康
D 武田信玄

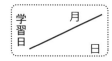

判断力 UP!

A〜Jに四字熟語が並んでいますが、すべて誤字が1つずつあります。誤字を正して、四字熟語を書きましょう。

A 自我自賛

F 自休自足

B 全途洋洋

G 天変地位

C 右往左応

H 一丁一短

D 無理難代

I 武者修業

E 公明誠大

J 不加価値

脳体操　ざるそばの数え方は？　①〜枚（まい）　②〜杯（はい）

【44p脳体操・答え】　②紫外線を遮断

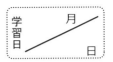

学習日 月 日

A、B それぞれ、「・」に同じ漢字を入れると、三字熟語が5つずつできあがります。間に入る共通の漢字を書きましょう。

A

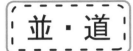

並・道　植・鉢　直・賞

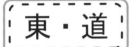

岩・山　厚・市　「・」＝

B

東・道　車・老　大・原

深・魚　岩・苔　「・」＝

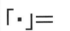

037日目答え

耐	■	大	和	絵	■	丼
圧	力	釜	■	皿	小	鉢
■	餅	■	機	■	料	■
胡	■	万	能	調	理	器
麻	婆	■	充	■	屋	■
風	■	果	実	酢	■	砥
味	噌	汁	■	漬	物	石

038日目答え

A
熊本県・山形県

B
新潟県・大阪府

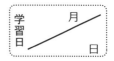

学習日　　月　　日

矢印の方向に読むと二字熟語ができるように、中央のマスに漢字を書きましょう。

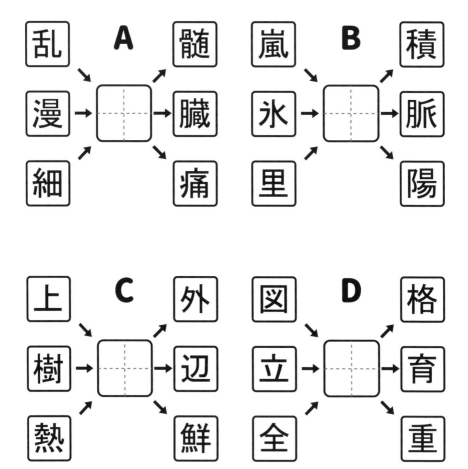

A

乱　→　　　→　髄

漫　→　　　→　臓

細　→　　　→　痛

B

嵐　→　　　→　積

氷　→　　　→　脈

里　→　　　→　陽

C

上　→　　　→　外

樹　→　　　→　辺

熱　→　　　→　鮮

D

図　→　　　→　格

立　→　　　→　育

全　→　　　→　重

脳体操　①口を濁す　②言葉を濁す、正しいのはどちら？

048

【46p脳体操・答え】　①〜枚（まい）

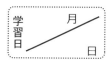

042 日目 4つの仲間

学習日　月　日

発想力UP! マスのカタカナ16の文字をすべて使って、テーマに関連する仲間の言葉を4つ考えて、書きましょう。1度使った文字は使えません。

テーマ 魚介類

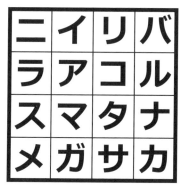

A

ニ	イ	リ	バ
ラ	ア	コ	ル
ス	マ	タ	ナ
メ	ガ	サ	カ

....
....
....
....

テーマ 宝石

B

イ	ビ	メ	イ
フ	ヒ	ー	ァ
ド	ル	ス	ア
サ	エ	ラ	ル

....
....
....
....

039日目 答え

A 自画自賛　F 自給自足
B 前途洋洋　G 天変地異
C 右往左往　H 一長一短
D 無理難題　I 武者修行
E 公明正大　J 付加価値

040日目 答え

A「・」に「木」が入る。並木道・植木鉢・直木賞・岩木山・厚木市

B「・」に「海」が入る。東海道・車海老・大海原・深海魚・岩海苔

049

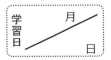

読解力 UP!

「候補」の漢字をマスに当てはめて、4 つの四字熟語を書きましょう。さらに、使わずに「候補」に残った漢字で、三字熟語を作りましょう。

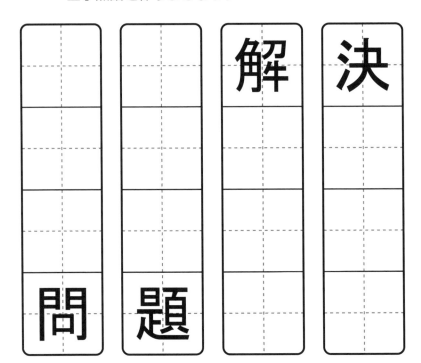

解

決

問

題

候補

投	快	新	休	票
選	書	進	体	話
社	撃	閑	訪	会

三字熟語

脳体操　なぞなぞです。重たくて眠れないよ。私の上にのってるものは何トン？

【48p脳体操・答え】　②言葉を濁す

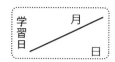

集中力 UP! ある法則にしたがって、言葉を集めました。しかし、この中の1つだけが、法則に合わない「仲間はずれ」になっています。「仲間はずれ」は、どれでしょうか？

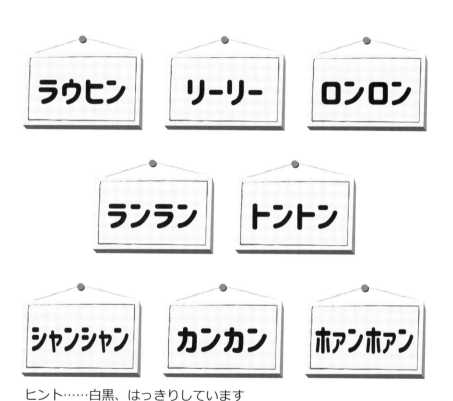

ラウヒン　リーリー　ロンロン

ランラン　トントン

シャンシャン　カンカン　ホァンホァン

ヒント……白黒、はっきりしています

041 日目答え

A 中央に「心」
B 中央に「山」
C 中央に「海」
D 中央に「体」

042 日目答え

A アサリ・ナマコ・スルメイカ・タラバガニ

B ルビー・サファイア・エメラルド・ヒスイ

051

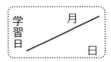

記憶力UP!

矢印の方向に読むと二字熟語ができるように、空欄のマスに漢字を書いてください。

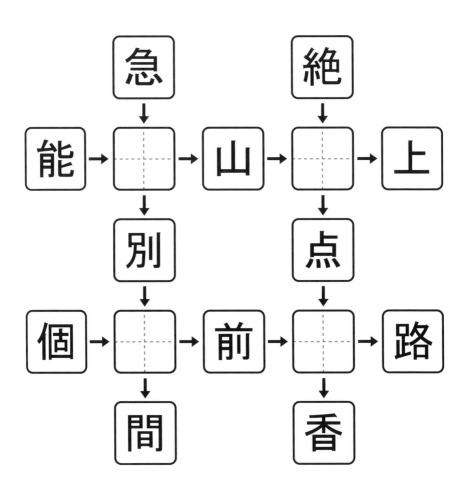

脳体操　並べ替えて有名人の名前にしてください。書く絵、高いな（かくえたかいな）

052

【50p脳体操・答え】　ふ・トン＝布団

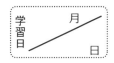

同じ漢字が並んでいる中に、違う漢字が1つだけ混じっています。それを探し出してください。

A

第第第第第第第第第第第第第第
第第第第第第第第第第第第第第
第第第第第第第第第第第第第第
第第第第第第第第第第第第第第
第第第第第第第第第第第弟第
第第第第第第第第第第第第第第
第第第第第第第第第第第第第
第第第第第第第第第第第

B

明明明明明明明明朋明明明明明
明明明明明明明明明明明明明明
明明明明明明明明明明明明明明
明明明明明明明明明明明明明明
明明明明明明明明明明明明明明
明明明明明明明明明明明明明明
明明明明明明明明明明明明明
明明明明明明明明明明明

043日目答え
四字熟語は左から
「会社訪問」「閑話休題」
「解体新書」「決選投票」
三字熟語【快進撃】

044日目答え
「ロンロン」が仲間はずれ
「日本のパンダ」の名前であることが法則

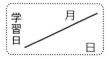
学習日　月　日

集中力
UP!

「候補」の三字熟語でマスを埋めましょう。熟語が重なる部分では、同じ漢字を共有します。

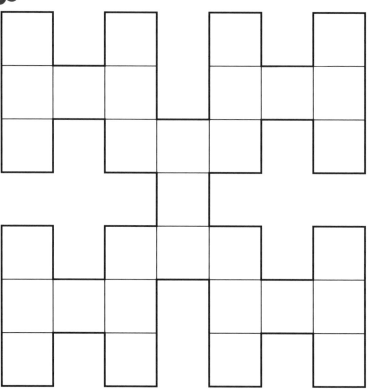

候補

分相応	自家用	確実視	学園祭	実年齢
適応力	力自慢	浪花節	司会者	節分祭
白雪姫	適齢期	乗用車	雪月花	園遊会

脳体操　ひらがなで書かれた計算式の答えは？　はちたすはちかけるきゅう

【52p脳体操・答え】　田中角栄（たなかかくえい）

048 日目 外来語の意味

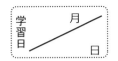

 太い下線の言葉は、会話の中で使われている「カタカナ語（外来語）」です。それを日本語に置き換えました。その日本語を漢字で書きましょう。

A 現場での<u>ケーススタディー</u>。

日本語置き換え →

じ	れい	けん	きゅう

B 旅行会社での<u>インターンシップ</u>。

日本語置き換え →

しゅう	ぎょう	たい	けん

C 防災の<u>ガイドライン</u>を示す。

日本語置き換え →

し	しん

---

045 日目 答え

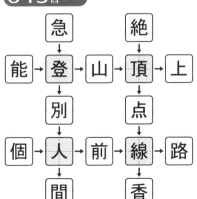

046 日目 答え

A
「第」が並ぶ中に
上から 5 段目・右から 2 番目に
「弟」がある

B
「明」が並ぶ中に
一番上の段・左から 9 番目に「朋」
がある

055

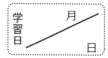

「候補」の漢字をマスに当てはめて、15 の三字熟語を作ってください。そのとき、太い線でつながれた 2 つのマスには、同じ漢字を書きましょう。

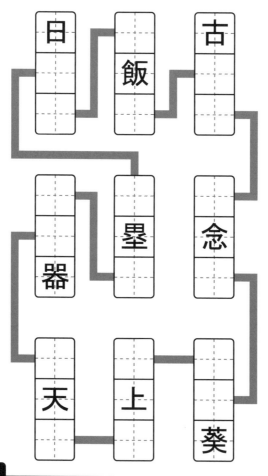

候補

向　日　茶　事　楽　打　記　本　的

脳体操　イカの三角帽子の部分は、どの部位に分類される？　①ヒレ　②頭

【54p脳体操・答え】　8+8×9=80

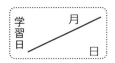

集中力 UP!

難読漢字とその「読み方」が上・下段に並んでいます。
●と●を線でつないで、組み合わせましょう。

植物・野菜・果物

蒟蒻	石南花	胡瓜	南瓜	菠薐草	鳳梨	葡萄	蜜柑
●	●	●	●	●	●	●	●

●	●	●	●	●	●	●	●
きゅうり	ほうれんそう	ぶどう	しゃくなげ	かぼちゃ	こんにゃく	パイナップル	みかん

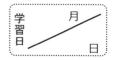

発想力
UP!

5人の有名人の名前を漢字で書きましたが、それぞれ一字、間違った漢字が入っています。正しい名前を、【　】に書きましょう。

女性俳優

吉永沙百合

浅岡ルリ子

倍小千恵子

富士純子

岸景子

脳体操　相撲の取り組みの数え方は？　①〜番（ばん）　②〜試合（しあい）

058

【56ｐ脳体操・答え】　①ヒレ

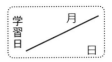

判断力 UP!

四字熟語をあみだくじの要領でつなごうとしましたが、うまくいきません。図に2本の線を加えて、正しいつながりにしてください。

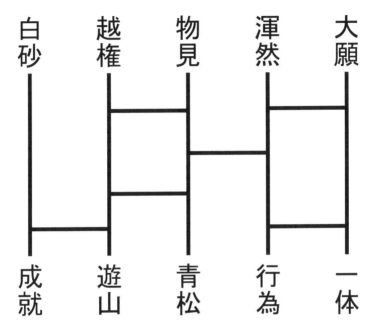

白砂　越権　物見　渾然　大願

成就　遊山　青松　行為　一体

049日目 答え

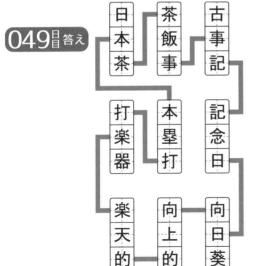

050日目 答え

蒟蒻 ＝ こんにゃく
石南花 ＝ しゃくなげ
胡瓜 ＝ きゅうり
南瓜 ＝ かぼちゃ
菠薐草 ＝ ほうれんそう
鳳梨 ＝ パイナップル
葡萄 ＝ ぶどう
蜜柑 ＝ みかん

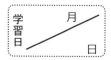

発想力 UP!

「ある」の言葉は、共通の法則にしたがっています。その法則は何でしょうか？　言葉を分析して、法則を答えてください。

ある	ない
半月板	大腿骨
海底火山	海洋資源
炭水化物	脂質
回転木馬	観覧車
賃金	給料

ヒント……全部で7つあります

答え 共通の法則は

脳体操　①采配を振る　②采配をふるう、正しいのはどちら？

【58p脳体操・答え】　①〜番（ばん）

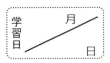

054日目 慣用句 線つなぎ

「例」と同じように、A〜Hの慣用句を線でつないで、意味が通るものにしてください。言葉の意味も考えてみましょう。

A	B	C	D	E	F	G	H
汗	一	委	大	蚊	勝	足	肩
台	手	手	杯	細	水	帳	肘
構わず	食わされる	に乗る	の外	が違う	を張る	まとい	垂らす

例
愛 ── 想 ── がつきる

051日目答え

吉永沙百合
→吉永小百合
浅岡ルリ子
→浅丘ルリ子
倍小千恵子
→倍賞千恵子
富士純子→富司純子
岸景子→岸恵子

052日目答え

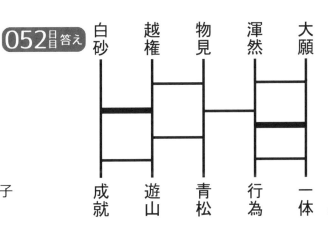

061

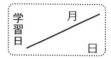

学習日　月　日

発想力UP!

「候補」にある 12 の漢字をすべて使って、①〜④の言葉の意味に合うように、三字熟語を書きましょう。
候補の文字は 1 度だけ使えます。

A

候補

金	界	永	能
値	半	頼	久
千	依	芸	主

①
映画・演劇・歌謡・音楽などで生活する人の社会。

②
長い期間に渡って、耐久性のあること。

③
高い価値のあること。苦境での挽回の一手。

④
他人に用件をお願いした人のこと。

B

候補

劣	機	中	症
等	感	燥	熱
得	乾	意	顔

①
自分が他人よりおとっているという感情。

②
水分を除いてかわかすための装置。

③
高温度下で労働や運動をしたために起こる障害。

④
いかにも誇らしげなかおつきをすること。

脳体操 なぞなぞです。流行りの登山ファッションで女の子が向かう先には何がある？

062

【60p脳体操・答え】　①采配を振る

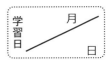

記憶力 UP!

テーマに合った4人の名前が、マスに散りばめられています。その有名人の名前を、漢字で書きましょう。

日本人メジャーリーガー

井	坂	輔	茂
英	喜	平	谷
松	大	大	雄
松	野	翔	秀

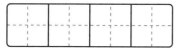

A ロサンゼルス・ドジャース
トルネード投法で三振を量産

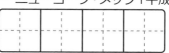

C ボストン・レッドソックス
ニューヨーク・メッツ「平成の怪物」

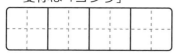

B ニューヨーク・ヤンキース
愛称は「ゴジラ」

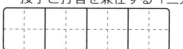

D ロサンゼルス・エンゼルス
投手と打者を兼任する「二刀流」

053日目答え 「ある」の言葉の中に、曜日の漢字があることが法則
「半・月・板」「海底・火・山」「炭・水・化物」「回転・木・馬」「賃・金」

054日目答え
A 汗水垂らす　　　　E 蚊帳の外
B 一杯食わされる　　F 勝手が違う
C 委細構わず　　　　G 足手まとい
D 大台に乗る　　　　H 肩肘を張る

063

057 日目 漢字詰めクロス

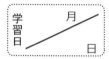

「候補」の漢字をマスに当てはめて、熟語が重なりつながる漢字のクロスワードを作ってください。

手		■	■	規		入
■	裏		宿	■	加	■
早	■	則	■	読		層
	台	■	随	■	募	■
■		京	■	極	■	中
青	■		■	■	■	
	手	線	■	■	■	区

候補

央　港　王　東　大　論　新　集
一　口　者　原　参　内　山

脳体操　並べ替えて有名人の名前にしてください。悪しき罪よ（あしきつみよ）

064

【62p脳体操・答え】　山がある＝山ガール

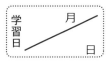

集中力
UP!

A、B それぞれの「候補」に並ぶひらがなは、2つの都道府県の名前がまざったものです。それぞれの名前を漢字で、書き分けましょう。

A

候補

かんまやんぐまけけわん

都道府県名　　　　　　　　都道府県名

▼　　　▼ ▼　　　▼

◣　　　◢ ◣　　　◢

A

候補

ぐやけしちまなんんまけや

都道府県名　　　　　　　　都道府県名

▼　　　▼ ▼　　　▼

◣　　　◢ ◣　　　◢

055日目答え

A ①芸能界　②半永久　③値千金　④依頼主

B ①劣等感　②乾燥機　③熱中症　④得意顔

056日目答え

A 野茂英雄
B 松井秀喜
C 松坂大輔
D 大谷翔平

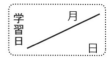

判断力 UP!

A〜Jに四字熟語が並んでいますが、すべて誤字が1つずつあります。誤字を正して、四字熟語を書きましょう。

A 完婚葬祭

F 無事即災

B 一信不乱

G 温古知新

C 三日転下

H 有現実行

D 空前説後

I 三者三用

E 新陳体謝

J 自問次答

脳体操　ひらがなで書かれた計算式の答えは？　にかけるろくたすろくひくさん

【64p脳体操・答え】　渥美清（あつみきよし）

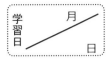

発想力UP!

A、B それぞれ、「・」に同じ漢字を入れると、三字熟語が5つずつできあがります。間に入る共通の漢字を書きましょう。

A

新・期　　留・生　　文・賞

高・歴　　奨・金　　「・」＝

B

経・連　　地・駄　　左・扇

大・円　　肉・子　　「・」＝

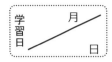

記憶力 UP!　矢印の方向に読むと二字熟語ができるように、中央のマスに漢字を書きましょう。

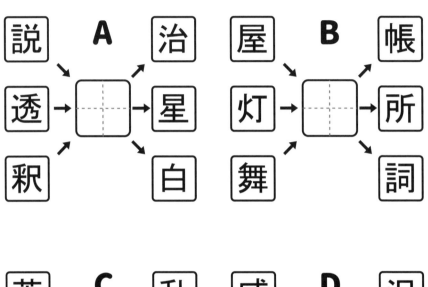

A

説　治
透　→　星
釈　白

B

屋　帳
灯　→　所
舞　詞

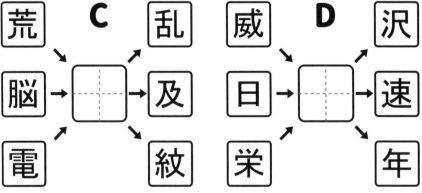

C

荒　乱
脳　→　及
電　紋

D

威　沢
日　→　速
栄　年

脳体操　宇宙に行くと、身長はどうなる？　①伸びる　②縮む

【66p脳体操・答え】　2×6+6-3=15

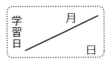

マスのカタカナ16の文字をすべて使って、テーマに関連する仲間の言葉を4つ考えて、書きましょう。1度使った文字は使えません。

テーマ 楽器

A

ヴ	ラ	ア	ペ
ン	ー	ラ	タ
ッ	イ	ノ	ギ
ト	ト	オ	ピ

....
....
....
....

テーマ 野菜

B

ン	ン	コ	コ
ダ	ツ	ス	ホ
ウ	ナ	ナ	マ
ウ	イ	レ	ソ

....
....
....
....

059日目 答え

A 冠婚葬祭		**F** 無事息災	
B 一心不乱		**G** 温故知新	
C 三日天下		**H** 有言実行	
D 空前絶後		**I** 三者三様	
E 新陳代謝		**J** 自問自答	

060日目 答え

A 「・」に「学」が入る。新学期・留学生・文学賞・高学歴・奨学金

B 「・」に「団」が入る。経団連・地団駄・左団扇・大団円・肉団子

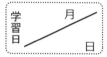

読解力UP!　「候補」の漢字をマスに当てはめて、4 つの四字熟語を書きましょう。さらに、使わずに「候補」に残った漢字で、三字熟語を作りましょう。

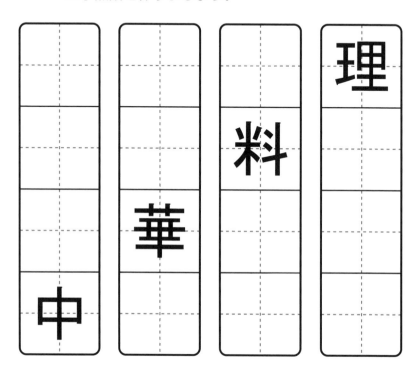

理

料

華

中

候補

子　療　体　生　無
公　百　餃　法　学
験　族　家　発　百

三字熟語

脳体操　箪笥（たんす）の数え方は？　①〜棹（さお）　②〜台（だい）

【68 p 脳体操・答え】　①伸びる＝脊椎の椎間板が無重力で伸びるため

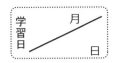

集中力UP!

ある法則にしたがって、言葉を集めました。しかし、この中の1つだけが、法則に合わない「仲間はずれ」になっています。「仲間はずれ」は、どれでしょうか?

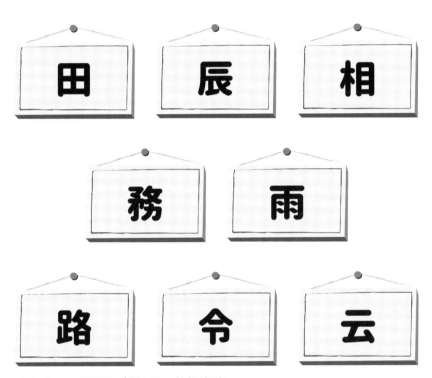

田　辰　相

務　雨

路　令　云

ヒント……頭に、何かのっかります

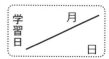

記憶力 UP!

矢印の方向に読むと二字熟語ができるように、空欄のマスに漢字を書いてください。

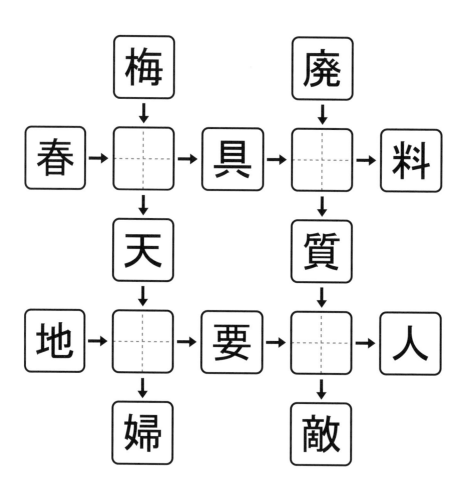

脳体操 ①汚名返上 ②汚名挽回、正しいのはどちら？

【70p脳体操・答え】 ①〜棹（さお）

066日目 そっくり漢字探し

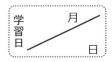
学習日　　月　　日

集中力
UP!

同じ漢字が並んでいる中に、違う漢字が1つだけ混じっています。それを探し出してください。

A

季季季季季季季季季季季季季
季季季季季季季季季季季季季
季季季季季季季季季季季季季
季季季季季季季季季季季季季
季季季季季季季季季季季季季
季季季季季季季季季季季季季
季李季季季季季季季季季季季
季季季季季季季季季季季

B

未未未未未未未未未未未未未
未未未未未未未未未未未未未
未未未未未未未未未未未未未
未未未未未未未未未未未未未
未未未未未未未未未未未未未
未未未未未未未未未未未未未
未未未未未未未未未未未未未
未未未未未未未未未未未

063日目答え

四字熟語は左から
「百発百中」「公家華族」
「無料体験」「理学療法」
三字熟語【生餃子】

064日目答え

「雨」が仲間はずれ
「雨冠」が付いて、漢字になることが法則
田→雷・辰→震・相→霜・務→霧・路→露・
令→零・云→雲

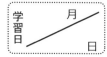

集中力UP!

「候補」の三字熟語でマスを埋めましょう。熟語が重なる部分では、同じ漢字を共有します。

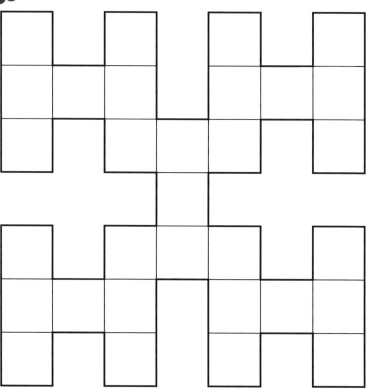

候補

地形図	登竜門	形容詞	目分量	局地的
不登校	慣用句	目的地	業務用	腹八分
医局員	専門医	従業員	祝詞言	下腹部

脳体操　なぞなぞです。大声で泣きながら投げたのはどんな球？

【72ｐ脳体操・答え】　①汚名返上

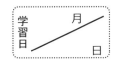

太い下線の言葉は、会話の中で使われている「カタカナ語（外来語）」です。それを日本語に置き換えました。その日本語を漢字で書きましょう。

A 建築案を<u>プレゼンテーション</u>する。

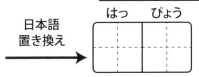

日本語置き換え →

はっ	ぴょう

B <u>インパクト</u>が強い広告だ。

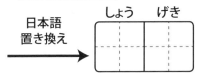

日本語置き換え →

しょう	げき

C <u>ポジティブ</u>な考え方だ。

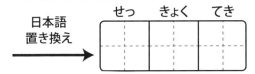

日本語置き換え →

せっ	きょく	てき

065日目答え

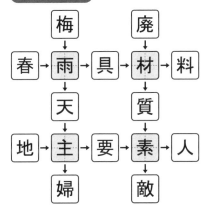

066日目答え

A

「季」が並ぶ中に
上から 7 段目・左から 2 番目に
「李」がある

B

「未」が並ぶ中に
上から 3 段目・右から 4 番目に
「末」がある

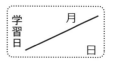

「候補」の漢字をマスに当てはめて、15の三字熟語を作ってください。そのとき、太い線でつながれた2つのマスには、同じ漢字を書きましょう。

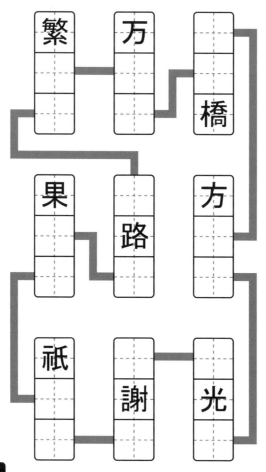

候補

紙 感 鏡 樹 華 園 街 眼 祭

脳体操　並べ替えて有名人の名前にしてください。巫女も釣り（みこもつり）

【74p脳体操・答え】　号泣＝剛球

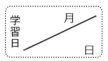

難読漢字とその「読み方」が上・下段に並んでいます。
●と●を線でつないで、組み合わせましょう。

世界の国々

独逸　●

瑞西　●

烏克蘭　●

和蘭　●

西班牙　●

土耳古　●

墨西哥　●

亜爾然丁　●

●　ウクライナ

●　メキシコ

●　トルコ

●　スイス

●　アルゼンチン

●　スペイン

●　ドイツ

●　オランダ

067日目答え

不		専		従		慣
登	竜	門		業	務	用
校		医	局	員		句
			地			
下		目	的	地		祝
腹	八	分		形	容	詞
部		量		図		言

068日目答え

A プレゼンテーション
　= 発表

B インパクト = 衝撃

C ポジティブ = 積極的

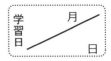

 発想力UP!

5人の有名人の名前を漢字で書きましたが、それぞれ一字、間違った漢字が入っています。正しい名前を、【　】に書きましょう。

推理作家

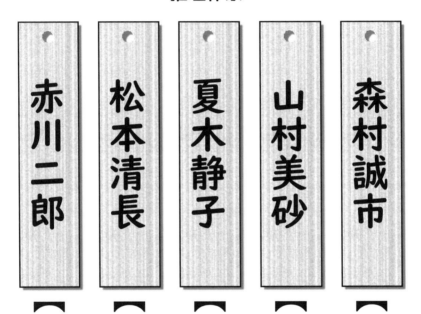

赤川二郎　松本清長　夏木静子　山村美砂　森村誠市

❏　❏　❏　❏　❏

❏　❏　❏　❏　❏

 脳体操　ひらがなで書かれた計算式の答えは？　いちたすごかけるごひくよん

【76p脳体操・答え】　森光子（もりみつこ）

078

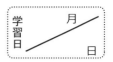

判断力 UP!

四字熟語をあみだくじの要領でつなごうとしましたが、うまくいきません。図に2本の線を加えて、正しいつながりにしてください。

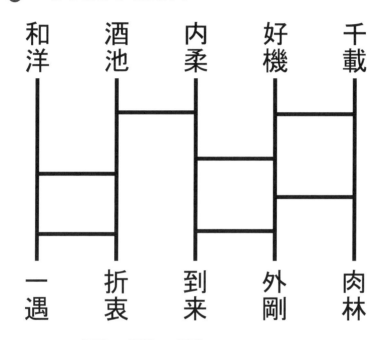

和洋　酒池　内柔　好機　千載

一遇　折衷　到来　外剛　肉林

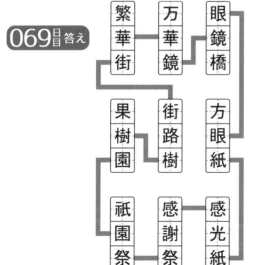

069日目答え

070日目答え

独逸 ＝ ドイツ

瑞西 ＝ スイス

烏克蘭 ＝ ウクライナ

和蘭 ＝ オランダ

西班牙 ＝ スペイン

土耳古 ＝ トルコ

墨西哥 ＝ メキシコ

亜爾然丁 ＝ アルゼンチン

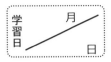

発想力 UP!

「ある」の言葉は、共通の法則にしたがっています。その法則は何でしょうか？　言葉を分析して、法則を答えてください。

ある	ない
妻が待つ	夫が帰る
色白い	背は高い
留守にする	鍵を閉める
今朝の酒	昨夜の泥酔
新聞紙	包装紙

ヒント……「新聞紙」といえば、もうわかりますよね…

答え 共通の法則は

脳体操

冷たいものを食べ頭が痛くなる現象の名は？
①かき氷頭痛　②アイスクリーム頭痛

【78p脳体操・答え】　1+5×5-4=22

074日目 慣用句 線つなぎ

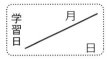

学習日 月 日

記憶力 UP! 「例」と同じように、A〜Hの慣用句を線でつないで、意味が通るものにしてください。言葉の意味も考えてみましょう。

例	A	B	C	D	E	F	G	H
愛	大	意	一	英	王	青	音	会
想	手	筋	口	心	夜	地	気	頭
がつきる	を叩く	漬け	を張る	をかける	を養う	を取る	を立てる	の笑み

071日目答え

赤川二郎→赤川次郎
松本清長→松本清張
夏木静子→夏樹静子
山村美砂→山村美紗
森村誠市→森村誠一

072日目答え

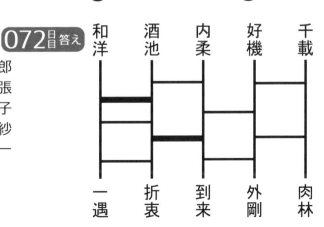

和洋　酒池　内柔　好機　千載

一遇　折衷　到来　外剛　肉林

081

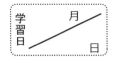
学習日　月　日

発想力 UP!

「候補」にある 12 の漢字をすべて使って、①～④の言葉の意味に合うように、三字熟語を書きましょう。
候補の文字は 1 度だけ使えます。

A

候補

泡	力	感	失
包	安	定	遺
物	酒	容	発

①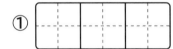

相手を受け入れることができる心の広さ。

②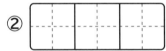

炭酸ガスを含んださけ。

③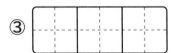

落ち着いていて、ブレがほぼない様子。

④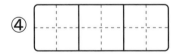

忘れたり、落としたりしたもの。

B

候補

錬	平	得	術
代	金	意	水
議	士	線	技

①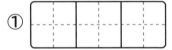

お金・財産を生み出す特別な方法。

②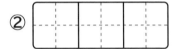

国民を代表して国政を話し合う人。

③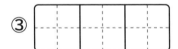

空と海面とが接して見える境界。

④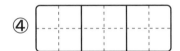

それを使って相手によく勝つわざ。

脳体操　ハサミの数え方は？　①～本（ほん）　②～挺（ちょう）

082

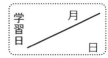

 テーマに合った4人の名前が、マスに散りばめられています。その有名人の名前を、漢字で書きましょう。

昭和の歌手

り	山	三	本
美	九	ば	八
加	紀	亜	雄
ひ	坂	代	空

A 「上を向いて歩こう」
愛称は「九ちゃん」

C 「柔」「川の流れのように」
没後 国民栄誉賞を受賞

B 「君といつまでも」
映画「若大将シリーズ」

D 「なみだ恋」「おんな港町」
「舟唄」「雨の慕情」

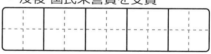
073日目答え 「ある」は反対から読んでも同じになることが法則
「つまがまつ」「いろしろい」「るすにする」
「けさのさけ」「しんぶんし」

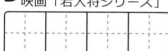
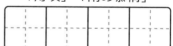
074日目答え
A 大口を叩く
B 意地を張る
C 一夜漬け
D 英気を養う
E 王手をかける
F 青筋を立てる
G 音頭を取る
H 会心の笑み

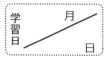

 「候補」の漢字をマスに当てはめて、熟語が重なりつながる漢字のクロスワードを作ってください。

	盤			剣		負
団		価		負		
	鼓	判			表	
			打			力
集		敵				外
	本	命			王	
成			中			場

候補

戦　山　強　舞　大　天　宿　的

太　評　勝　覇　代　真　地

脳体操　①濡れ手で泡 ②濡れ手で粟、正しいのはどちら？

084

【82p脳体操・答え】　②〜挺（ちょう）

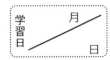

A、B それぞれの「候補」に並ぶひらがなは、2 つの都道府県の名前がまざったものです。それぞれの名前を漢字で、書き分けましょう。

A

候補

あ い け け ま り ん も さ た お ん

都道府県名　　　　　　　　都道府県名

A

候補

ち や ん け と ん ま お け ぎ か

都道府県名　　　　　　　　都道府県名

075日目答え

A ①包容力　②発泡酒　③安定感　④遺失物

B ①錬金術　②代議士　③水平線　④得意技

076日目答え

A 坂本九

B 加山雄三

C 美空ひばり

D 八代亜紀

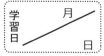

判断力UP!

A～Jに四字熟語が並んでいますが、すべて誤字が1つずつあります。誤字を正して、四字熟語を書きましょう。

A 多言無用

F 期成事実

B 一日千集

G 正真正名

C 理路制然

H 大動小異

D 喜怒愛楽

I 日新月歩

E 愚文愚答

J 自固中心

脳体操　なぞなぞです。小さな子どもは、必ずドアを引いて開けるよ、なぜ？

086

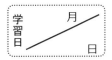

発想力 UP!

A、B それぞれ、「・」に同じ漢字を入れると、三字熟語が5つずつできあがります。間に入る共通の漢字を書きましょう。

A

栗・団	試・石	大・持
黄・色	貸・業	「・」＝

B

伝・鳩	図・館	私・箱
秘・官	行・体	「・」＝

077日目 答え

地	盤	■	真	剣	勝	負
団	■	評	価	■	負	■
太	鼓	判	■	代	表	戦
■	舞	■	強	打	■	力
集	■	宿	敵	■	天	外
大	本	命	■	覇	王	■
成	■	的	中	■	山	場

078日目 答え

A
青森県・埼玉県

B
栃木県・岡山県

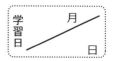

081 日目 二字熟語をつなげ！

矢印の方向に読むと二字熟語ができるように、中央のマスに漢字を書きましょう。

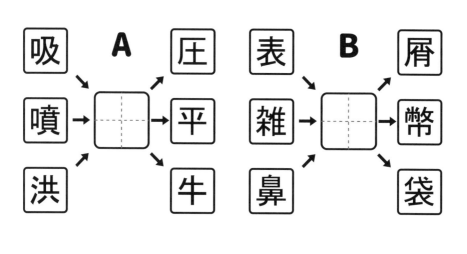

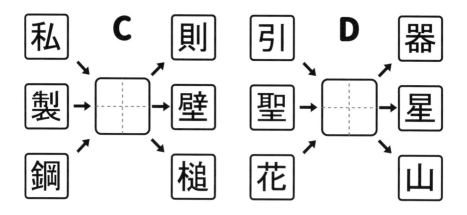

 脳体操　並べ替えて有名人の名前にしてください。元歌、おろか（もとうたおろか）

【86p脳体操・答え】　幼い＝押さない

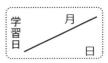

082日目 4つの仲間

 マスのカタカナ16の文字をすべて使って、テーマに関連する仲間の言葉を4つ考えて、書きましょう。1度使った文字は使えません。

テーマ 酒

A

ホ	ビ	シ	イ
キ	ワ	ン	ー
ュ	ニ	ウ	ー
ス	サ	ル	ー

....

....

....

....

テーマ 料理

B

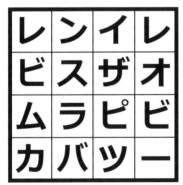

レ	ン	イ	レ
ビ	ス	ザ	オ
ム	ラ	ピ	ビ
カ	バ	ツ	ー

....

....

....

....

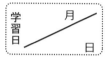

学習日 　月　日

「候補」の漢字をマスに当てはめて、4つの四字熟語を書きましょう。さらに、使わずに「候補」に残った漢字で、三字熟語を作りましょう。

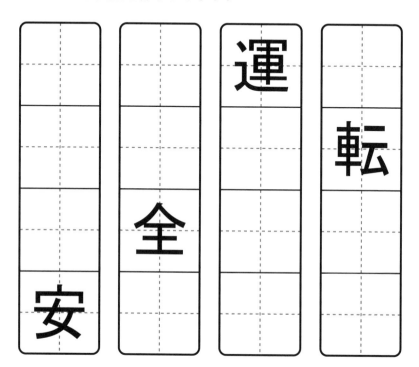

運

転

全

安

候補

赤	法	神	回	経
動	信	六	司	融
書	寿	号	不	金

三字熟語

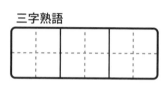

脳体操　ひらがなで書かれた計算式の答えは？　ろくかけるきゅうたすいち

【88p脳体操・答え】　岡本太郎（おかもとたろう）

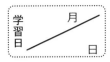

学習日　　月　　日

集中力 UP!

ある法則にしたがって、言葉を集めました。しかし、この中の1つだけが、法則に合わない「仲間はずれ」になっています。「仲間はずれ」は、どれでしょうか？

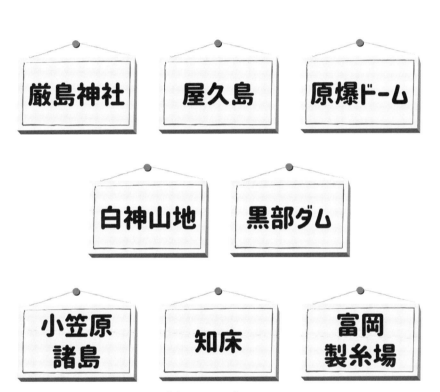

厳島神社　屋久島　原爆ドーム

白神山地　黒部ダム

小笠原諸島　知床　富岡製糸場

ヒント……人類みんなで大切にします

081 日目 答え

A 中央に「水」
B 中央に「紙」
C 中央に「鉄」
D 中央に「火」

082 日目 答え

A ビール・ニホンシュ・サワー・ウイスキー

B オムレツ・ピザ・ビビンバ・カレーライス

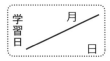

記憶力 UP!

矢印の方向に読むと二字熟語ができるように、空欄のマスに漢字を書いてください。

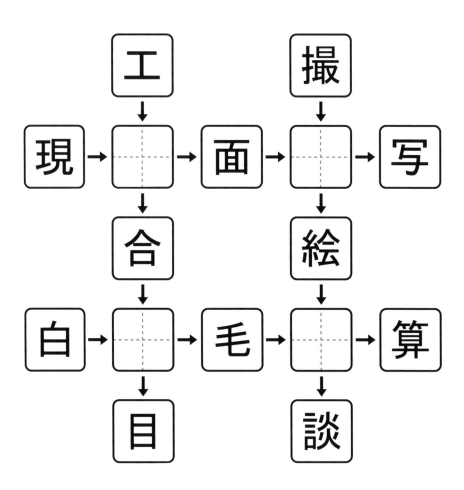

脳体操　フグの膨らんでいる部分は、どの部位？　①胃　②頬

【90 p脳体操・答え】　6×9+1=55

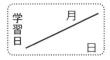

同じ漢字が並んでいる中に、違う漢字が1つだけ混じっています。それを探し出してください。

A

武武武武武武武式武武武武武武
武武武武武武武武武武武武武
武武武武武武武武武武武武武
武武武武武武武武武武武武武
武武武武武武武武武武武武武
武武武武武武武武武武武武武
武武武武武武武武武武武武
武武武武武武武武武武

B

職職職職職職職職職職職職職職
職職職職職職職職職職職職職職
職職職職職職職職職職職職職
職職職職職職職職職職職職職
職職職職職職職職職職職職職
職職職職職職職職職職職職職
職職織職職職職職職職職職職
職職職職職職職職職職職

083日目答え

四字熟語は左から
「金融不安」「六法全書」
「運動神経」「回転寿司」
三字熟語【赤信号】

084日目答え

「黒部ダム」が仲間はずれ
「世界遺産」の名前であることが法則

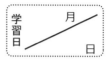

「候補」の三字熟語でマスを埋めましょう。熟語が重なる部分では、同じ漢字を共有します。

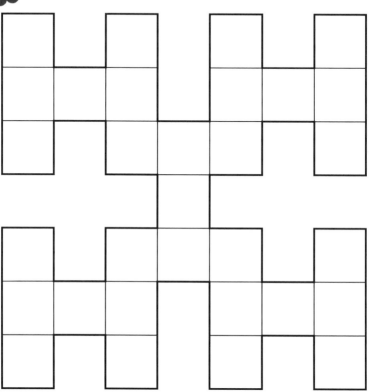

【候補】

御足労	道化師	根本的	品評会	能天気
効能書	西日本	化粧室	手品師	根室市
立会人	役不足	大西洋	市役所	合気道

脳体操　盆栽（ぼんさい）の数え方は？　①〜鉢（はち）　②〜植（うえ）

094

【92p脳体操・答え】　①胃

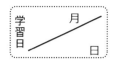

 発想力UP! 太い下線の言葉は、会話の中で使われている「カタカナ語（外来語）」です。それを日本語に置き換えました。その日本語を漢字で書きましょう。

A ガバナンスが強固な企業だ。

日本語置き換え →

とう	ち

B 結果をコミットする。

日本語置き換え →

かく	やく

C 人の出入りをモニタリングする。

日本語置き換え →

けい	ぞく	かん	し

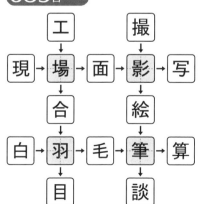

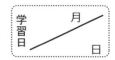

「候補」の漢字をマスに当てはめて、15の三字熟語を作ってください。そのとき、太い線でつながれた 2 つのマスには、同じ漢字を書きましょう。

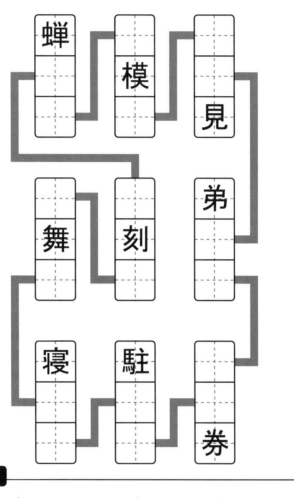

候補

様 表 台 雨 車 場 時 子 入

脳体操　①二の舞を踏む ②二の舞を演じる、正しいのはどちら？

【94p脳体操・答え】　①〜鉢（はち）

集中力UP!

難読漢字とその「読み方」が上・下段に並んでいます。
●と●を線でつないで、組み合わせましょう。

海の魚

秋刀魚●　河豚●　目張●　鰤●　柳葉魚●　鮪●　鮫鱇●　鱚●

●ふぐ　●ぶり　●さんま　●まぐろ　●あんこう　●きす　●めばる　●ししゃも

---

087 日目 答え

効		合		手		立
能	天	気		品	評	会
書		道	化	師		人
			粧			
大		根	室	市		御
西	日	本		役	不	足
洋		的		所		労

088 日目 答え

A ガバナンス ＝ 統治
B コミット ＝ 確約
C モニタリング
　＝ 継続監視

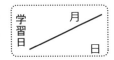

発想力 UP!

5人の有名人の名前を漢字で書きましたが、それぞれ一字、間違った漢字が入っています。正しい名前を、【　】に書きましょう。

タレント

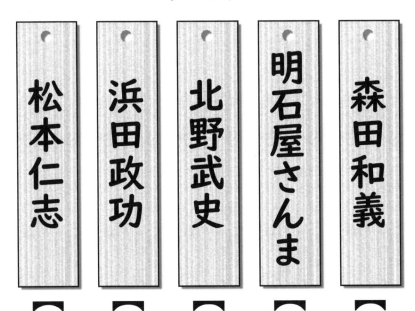

松本仁志

浜田政功

北野武史

明石屋さんま

森田和義

【　】　【　】　【　】　【　】　【　】

脳体操　なぞなぞです。好きな物をお腹いっぱい食べる王様の名前は？

【96 p 脳体操・答え】　②二の舞を演じる

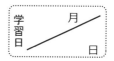

判断力
UP!

四字熟語をあみだくじの要領でつなごうとしましたが、うまくいきません。図に2本の線を加えて、正しいつながりにしてください。

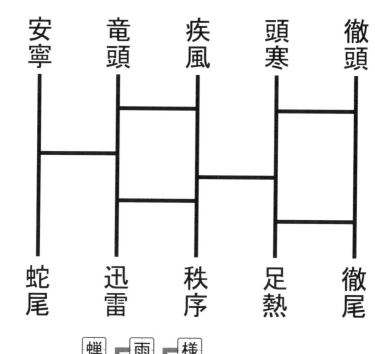

安寧 竜頭 疾風 頭寒 徹頭

蛇尾 迅雷 秩序 足熱 徹尾

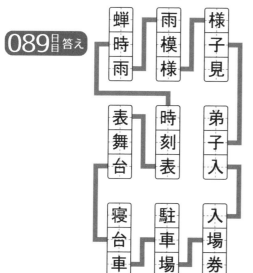

089日目答え

蝉時雨 雨模様 様子見
表舞台 時刻表 弟子入
寝台車 駐車場 入場券

090日目答え

秋刀魚＝さんま
河豚＝ふぐ
目張＝めばる
鰤＝ぶり
柳葉魚＝ししゃも
鮪＝まぐろ
鮟鱇＝あんこう
鱚＝きす

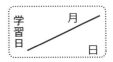

発想力 UP!

「ある」の言葉は、共通の法則にしたがっています。その法則は何でしょうか？　言葉を分析して、法則を答えてください。

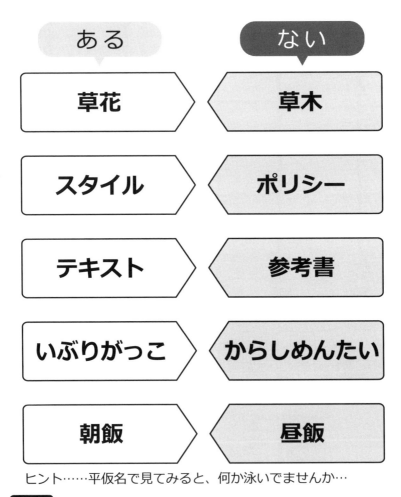

ある	ない
草花	草木
スタイル	ポリシー
テキスト	参考書
いぶりがっこ	からしめんたい
朝飯	昼飯

ヒント……平仮名で見てみると、何か泳いでませんか…

答え 共通の法則は

脳体操　並べ替えて有名人の名前にしてください。浅く締まろう（あさくしまろう）

【98p脳体操・答え】　バイキング

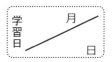

記憶力
UP!

「例」と同じように、A〜 H の慣用句を線でつないで、意味が通るものにしてください。言葉の意味も考えてみましょう。

	A	B	C	D	E	F	G	H
	合	一	足	縁	間	呆	脚	軍
例 愛	起	点	音	髪	堂	光	配	気
想 がつきる	を入れず	に会する	を担ぐ	にとられる	がいかない	が上がる	を忍ばせる	を浴びる

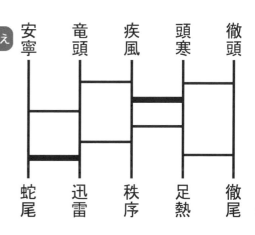

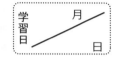

学習日　月　日

発想力 UP!

「候補」にある12の漢字をすべて使って、①～④の言葉の意味に合うように、三字熟語を書きましょう。
候補の文字は1度だけ使えます。

A

候補

御	華	療	補
助	飯	朝	犬
繁	医	品	街

①

身体に障害のある人の生活を助けるいぬ。

②

商店などが並び、多くの人でにぎわっている地域。

③

あさめしを、丁寧にいった言葉。

④

病気やけがの治療に際して使われるもの。

B

候補

眠	老	対	鏡
国	眼	向	立
薬	車	睡	独

①

加齢での視力低下に用いられる凸レンズのめがね。

②

自分と逆の方向に進行するくるま。

③

眠りを誘発するくすり。

④

完全な主権を有する国家。

脳体操　ひらがなで書かれた計算式の答えは？　きゅうたすはちかけるはちわるよん

【100p脳体操・答え】　天草四郎（あまくさしろう）

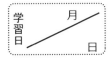

記憶力 UP!

テーマに合った4人の名前が、マスに散りばめられています。その有名人の名前を、漢字で書きましょう。

五輪金メダリスト男性

北	村	広	航
内	室	諒	康
介	平	田	治
伏	島	太	村

A 男子体操　個人総合2連覇を含む
金3・銀4のメダリスト

C 男子ハンマー投
アテネ五輪 金メダリスト

B 男子競泳　アテネ五輪、北京五輪
100m・200m平泳ぎの2連覇

D ボクシング　ロンドン五輪
ミドル級 金メダリスト

093日目答え 「ある」をひらがなに置き換えると、魚の名前があることが法則 「草花→く・さば・な」「スタイル→す・たい・る」「テキスト→て・きす・と」「いぶりがっこ→い・ぶり・がっこ」「朝飯→あ・さめ・し」

094日目答え
A 合点がいかない　　E 間髪を入れず
B 一堂に会する　　　F 呆気にとられる
C 足音を忍ばせる　　G 脚光を浴びる
D 縁起を担ぐ　　　　H 軍配が上がる

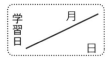

学習日　月　日

読解力UP!

「候補」の漢字をマスに当てはめて、熟語が重なりつながる漢字のクロスワードを作ってください。

最	■		患	■	生	
	山	病	■	点	■	温
血	■		工		吸	
	痛			■		■
■		洗		問	■	内
抹	■		腔		療	
	毒	液	■	票		医

候補

消　科　診　口　手　入　夫
圧　器　呼　人　高　検　急

脳体操　十二指腸の名前の由来は？　①指12本分の長さの腸　②12インチの腸

104

【102p脳体操・答え】　9＋8×8÷4＝25

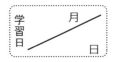

 集中力UP!

A、B それぞれの「候補」に並ぶひらがなは、2つの都道府県の名前がまざったものです。それぞれの名前を漢字で、書き分けましょう。

A

候補

んまんろらひばけしいきけ

都道府県名　　　　　　　都道府県名

A

候補

けがんのんかわけなが

都道府県名　　　　　　　都道府県名

 095日目答え

A ①補助犬　②繁華街　③朝御飯　④医療品

B ①老眼鏡　②対向車　③睡眠薬　④独立国

 096日目答え

A 内村航平
B 北島康介
C 室伏広治
D 村田諒太

判断力 UP!

A～Jに四字熟語が並んでいますが、すべて誤字が1つずつあります。誤字を正して、四字熟語を書きましょう。

A 相詩相愛
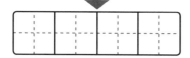

F 千量役者
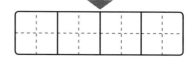

B 異工同音
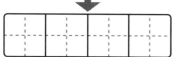

G 完全念焼
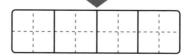

C 不国強兵
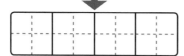

H 臨気応変
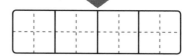

D 危機一発
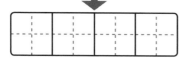

I 四方初方
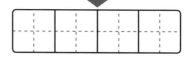

E 冷静陳着
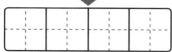

J 前後不確
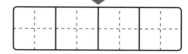

脳体操　山の数え方は？　①～構え（かまえ）　②～座（ざ）

【104p脳体操・答え】　②12インチの腸

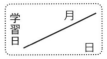

A、B それぞれ、「・」に同じ漢字を入れると、三字熟語が5つずつできあがります。間に入る共通の漢字を書きましょう。

A

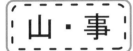

山・事	消・器	鉄・巻

活・山	花・師	「・」=

B

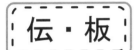

伝・板	真・宗	花・葉

狂・師	預・者	「・」=

097日目答え

最		急	患		生	検
高	山	病		点		温
血		人	工	呼	吸	器
圧	痛		夫		入	
	手	洗		問		内
抹		口	腔	診	療	科
消	毒	液		票		医

098日目答え

A
茨城県・広島県

B
長野県・香川県

107

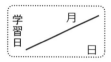

記憶力 UP!

矢印の方向に読むと二字熟語ができるように、中央のマスに漢字を書きましょう。

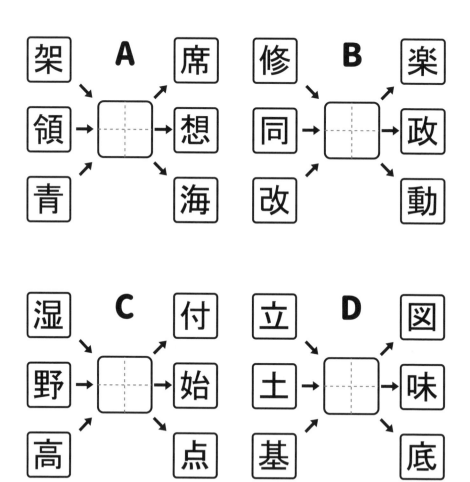

脳体操　①寸暇を惜しんで ②寸暇を惜しまず、正しいのはどちら？

【106p脳体操・答え】　②～座（ざ）

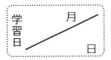

 マスのカタカナ16の文字をすべて使って、テーマに関連する仲間の言葉を4つ考えて、書きましょう。1度使った文字は使えません。

テーマ 文具

A

ン	ミ	ン	ス
ハ	ン	キ	ー
ペ	ボ	ド	サ
パ	ブ	ル	コ

....

....

....

....

テーマ 家電

B

ヤ	エ	レ	ド
ウ	ソ	キ	コ
ン	ジ	ー	ビ
ラ	テ	ア	イ

....

....

....

....

099日目答え

A 相思相愛
B 異口同音
C 富国強兵
D 危機一髪
E 冷静沈着
F 千両役者
G 完全燃焼
H 臨機応変
I 四方八方
J 前後不覚

100日目答え

A「・」に「火」が入る。山火事・消火器・
　鉄火巻・活火山・花火師

B「・」に「言」が入る。伝言板・真言宗・
　花言葉・狂言師・預言者

109

103日目 四字熟語見つけた！

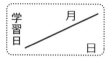

 「候補」の漢字をマスに当てはめて、4つの四字熟語を書きましょう。さらに、使わずに「候補」に残った漢字で、三字熟語を作りましょう。

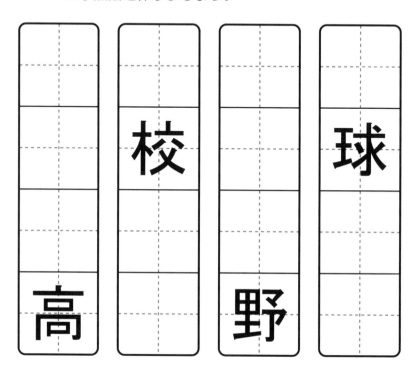

候補

学 大 吉 子 井
給 甲 残 蓄 琉
染 食 園 学 貯

三字熟語

脳体操 なぞなぞです。穴の開いた鍋は何円？

110

【108p脳体操・答え】 ①寸暇を惜しんで

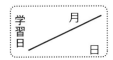

ある法則にしたがって、言葉を集めました。しかし、この中の1つだけが、法則に合わない「仲間はずれ」になっています。「仲間はずれ」は、どれでしょうか？

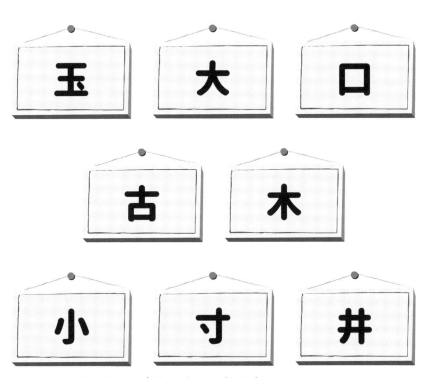

ヒント……ヒント……何かにかこまれます。

101日目答え

A 中央に「空」
B 中央に「行」
C 中央に「原」
D 中央に「地」

102日目答え

A ボールペン・ハサミ・コンパス・ブンドキ

B ドライヤー・テレビ・ソウジキ・エアコン

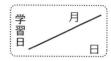

記憶力 UP! 矢印の方向に読むと二字熟語ができるように、空欄のマスに漢字を書いてください。

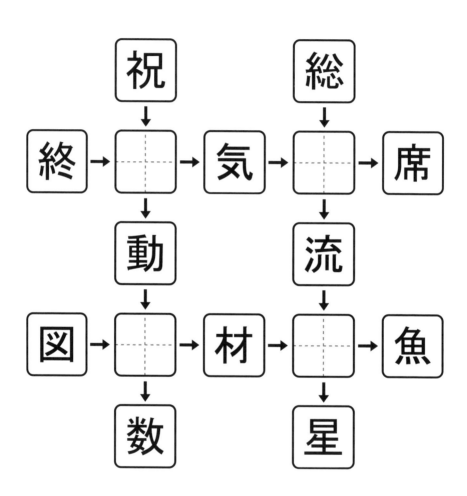

脳体操 並べ替えて有名人の名前にしてください。戦いだのう（たたかいだのう）

【110p脳体操・答え】 ２円＝煮えん・煮えない

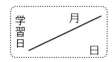

同じ漢字が並んでいる中に、違う漢字が1つだけ混じっています。それを探し出してください。

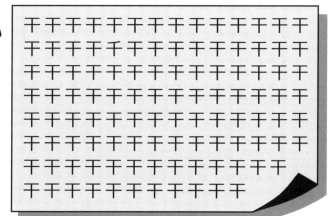

A

干干干干干干干干干干干干干干干
干干干干千干干干干干干干干干干
干干干干干干干干干干干干干干干
干干干干干干干干干干干干干干干
干干干干干干干干干干干干干干干
干干干干干干干干干干干干干干干
干干干干干干干干干干干干干干干
干干干干干干干干干干干

B

詫詫詫詫詫詫詫詫詫詫詫詫詫詫詫
詫詫詫詫詫詫詫詫詫詫詫詫詫詫詫
詫詫詫詫詫詫詫詫詫詫詫詫詫託
詫詫詫詫詫詫詫詫詫詫詫詫詫詫
詫詫詫詫詫詫詫詫詫詫詫詫詫詫
詫詫詫詫詫詫詫詫詫詫詫詫詫詫
詫詫詫詫詫詫詫詫詫詫詫詫詫詫
詫詫詫詫詫詫詫詫詫詫詫

103日目答え

四字熟語は左から
「貯蓄残高」「学校給食」
「染井吉野」「琉球大学」
三字熟語【甲子園】

104日目答え

「小」が仲間はずれ
「口」の中に入る=「くにがまえ」が付いて、
漢字になることが法則　玉→国・大→因・
口→回・古→固・木→困・寸→団・井→囲

113

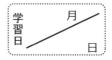

集中力 UP!

「候補」の三字熟語でマスを埋めましょう。熟語が重なる部分では、同じ漢字を共有します。

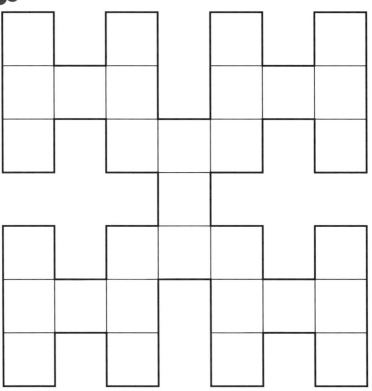

候補

百名山	物真似	名伯楽	野性味	鳥小屋

百名山　物真似　名伯楽　野性味　鳥小屋

極楽鳥　人間性　真正直　火山灰　野菜物

隣人愛　宿直所　有名人　小松菜　八百屋

脳体操　ひらがなで書かれた計算式の答えは？　いちかけるきゅうたすにかけるに

【112p脳体操・答え】　伊能忠敬（いのうただたか）

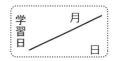

発想力UP! 太い下線の言葉は、会話の中で使われている「カタカナ語（外来語）」です。それを日本語に置き換えました。その日本語を漢字で書きましょう。

A 師弟の<u>コラボレーション</u>作品だ。

日本語置き換え →

きょう	どう	せい	さく

B <u>プライオリティー</u>の高い患者だ。

日本語置き換え →

ゆう	せん	じゅん	い

C <u>サプリメント</u>から摂取する。

日本語置き換え →

えい	よう	ほ	じょ	しょく	ひん

105日目答え

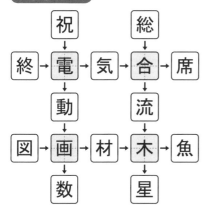

```
      祝              総
      ↓              ↓
終→電→気→合→席
      ↓              ↓
      動              流
      ↓              ↓
図→画→材→木→魚
      ↓              ↓
      数              星
```

106日目答え

A
「干」が並ぶ中に
上から2段目・左から5番目に
「千」がある

B
「託」が並ぶ中に
上から3段目・右端に「託」が
ある

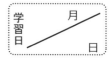

「候補」の漢字をマスに当てはめて、15 の三字熟語を作ってください。そのとき、太い線でつながれた 2 つのマスには、同じ漢字を書きましょう。

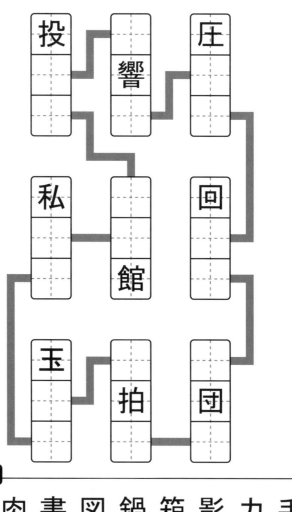

候補

子　肉　書　図　鍋　箱　影　力　手

脳体操　オリンピックの開会式で一番最初に入場する国は？　①ギリシャ　②開催国

【114p脳体操・答え】　1×9+2×2=13

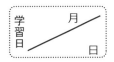

集中力
UP!

難読漢字とその「読み方」が上・下段に並んでいます。
●と●を線でつないで、組み合わせましょう。

生活用品

剃刀	炬燵	塵箱	杓文字	箪笥	爪楊枝	抽斗	束子
●	●	●	●	●	●	●	●

●	●	●	●	●	●	●	●
ごみばこ	しゃもじ	かみそり	つまようじ	ひきだし	こたつ	たわし	たんす

107日目答え

有	極		八		火
名	伯	楽	百	名	山
人		鳥	屋	小	灰
				松	
隣	野	菜	物		宿
人	間	性		真	正	直
愛		味		似		所

108日目答え

A コラボレーション
　　= 共同制作
B プライオリティー
　　= 優先順位
C サプリメント
　　= 栄養補助食品

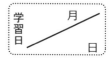

発想力 UP!

5人の有名人の名前を漢字で書きましたが、それぞれ一字、間違った漢字が入っています。正しい名前を、【　】に書きましょう。

経営者

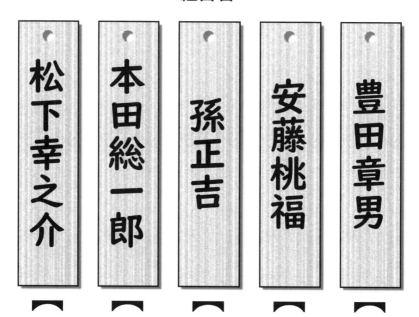

松下幸之介　本田総一郎　孫正吉　安藤桃福　豊田章男

【　】　【　】　【　】　【　】　【　】

脳体操　イカの数え方は？　①〜杯（はい）　②〜匹（ひき）

【116p脳体操・答え】　①ギリシャ

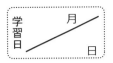

判断力
UP!

四字熟語をあみだくじの要領でつなごうとしましたが、うまくいきません。図に2本の線を加えて、正しいつながりにしてください。

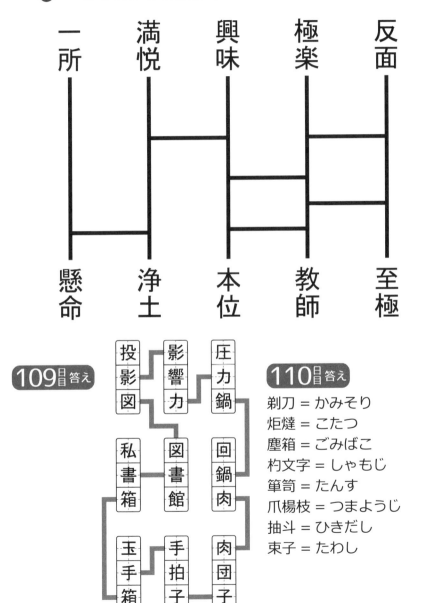

一所　満悦　興味　極楽　反面

懸命　浄土　本位　教師　至極

109日目答え

投影図	影響力	圧力鍋
私書箱	図書館	回鍋肉
玉手箱	手拍子	肉団子

110日目答え

剃刀 = かみそり
炬燵 = こたつ
塵箱 = ごみばこ
杓文字 = しゃもじ
箪笥 = たんす
爪楊枝 = つまようじ
抽斗 = ひきだし
束子 = たわし

119

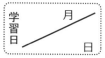

学習日　　月　　日

発想力
UP!

「ある」の言葉は、共通の法則にしたがっています。その法則は何でしょうか？　言葉を分析して、法則を答えてください。

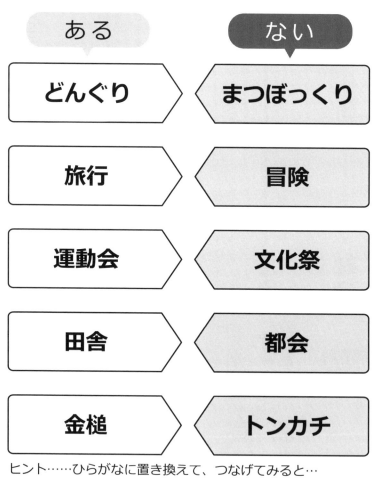

ある	ない
どんぐり	まつぼっくり
旅行	冒険
運動会	文化祭
田舎	都会
金槌	トンカチ

ヒント……ひらがなに置き換えて、つなげてみると…

答え　共通の法則は

脳体操　①目端が利く ②目鼻が利く、正しいのはどちら？

120

【118p脳体操・答え】　①～杯（はい）

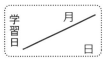

学習日　月　日

記憶力UP! 「例」と同じように、A〜Hの慣用句を線でつないで、意味が通るものにしてください。言葉の意味も考えてみましょう。

	A	B	C	D	E	F	G	H
	大	足	一	異	口	喧	血	肩
例 愛→想→がつきる	車	陣	嘩	目	元	彩	身	相
	に火が付く	に見る	を放つ	の風	に乗せられる	を変える	を売る	が狭い

112日目答え

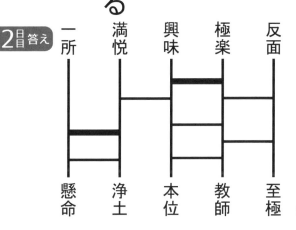

一所　満悦　興味　極楽　反面

懸命　浄土　本位　教師　至極

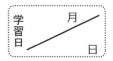

学習日 　月　日

発想力 UP!

「候補」にある 12 の漢字をすべて使って、①〜④の言葉の意味に合うように、三字熟語を書きましょう。
候補の文字は 1 度だけ使えます。

A

候補

補	編	欠	予
甘	告	居	味
地	所	選	心

①

議員の不足を補充するために臨時に行う投票。

②

近く公開される映画やテレビ番組の宣伝用短編。

③

主に、あんみつやだんごなどの和菓子を提供する店。

④

その場所にいるときのこころ持ち。

B

候補

老	生	発	廃
達	的	物	感
返	成	事	突

①

飲食物が利用されたあと、体内で不要となったもの。

②

なし遂げたことによって得られる満足。

③

いいかげんな受け答え。

④

事件などが突然起こるさま。

脳体操　なぞなぞです。レンズが入ってないメガネは何円？

【120p脳体操・答え】　①目端が利く

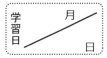

学習日　月　日

記憶力 UP!

テーマに合った4人の名前が、マスに散りばめられています。その有名人の名前を、漢字で書きましょう。

作家

一	崎	漱	治
宰	田	子	潤
目	谷	石	邦
太	郎	向	夏

A 「吾輩は猫である」「坊っちゃん」「三四郎」「それから」

C 「痴人の愛」「春琴抄」「細雪」

B 「走れメロス」「津軽」「人間失格」「斜陽」

D 「父の詫び状」「思い出トランプ」「あ・うん」「隣りの女」

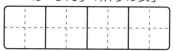

113日目答え　「ある」をつなげると、しりとりになっていることが法則
どんぐり→りょこう→うんどうかい→いなか→かなづち

114日目答え
A 大目に見る
B 足元に火が付く
C 一陣の風
D 異彩を放つ
E 口車に乗せられる
F 喧嘩を売る
G 血相を変える
H 肩身が狭い

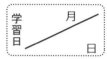

学習日　月　日

「候補」の漢字をマスに当てはめて、熟語が重なりつながる漢字のクロスワードを作ってください。

史	■	三		元		間
	質	■	世		碧	■
最	■		代		■	
	評	価	■	画		紙
■		■		■	務	■
対	■		育		員	
	援	団	■	託	■	席

候補

委	会	上	応	空	教	知
時	劇	決	印	用	高	次

脳体操　並べ替えて有名人の名前にしてください。海、マリンやぞ（うみまりんやぞ）

124

【122p脳体操・答え】　3円＝見えん・見えない

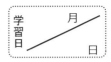
 A、B それぞれの「候補」に並ぶひらがなは、2 つの都道府県の名前がまざったものです。それぞれの名前を漢字で、書き分けましょう。

A

候補

うみんひんごぎょけけや

都道府県名　　　　　　　　都道府県名

▼　　　▼　▼　　　▼

◣　　　◢　◣　　　◢

A

候補

ふとかきうんうょけくとお

都道府県名　　　　　　　　都道府県名

▼　　　▼　▼　　　▼

◣　　　◢　◣　　　◢

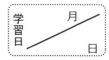

学習日　月　日

判断力UP!

A〜Jに四字熟語が並んでいますが、すべて誤字が1つずつあります。誤字を正して、四字熟語を書きましょう。

A 天下無的

B 厳語道断

C 百発百注

D 晴光雨読

E 文武両同

F 重人十色

G 単党直入

H 一部四終

I 急点直下

J 現状打覇

脳体操 ひらがなで書かれた計算式の答えは？　ななたすよんかけるろくひくさん

126

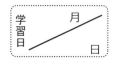

120日目 間に同じ漢字

 A、B それぞれ、「・」に同じ漢字を入れると、三字熟語が5つずつできあがります。間に入る共通の漢字を書きましょう。

A

副・声

観・堂

超・波

軽・楽

大・響

「・」=

B

生・菜

林・庁

外・席

草・球

上・駅

「・」=

117日目答え

史		三	次	元	空	間
上	質		世		碧	
最		時	代	劇		印
高	評	価		画	用	紙
	決		知		務	
対		教	育	委	員	会
応	援	団		託		席

118日目答え

A
宮城県・兵庫県

B
東京都・福岡県

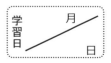

学習日　月　日

記憶力UP!　矢印の方向に読むと二字熟語ができるように、中央のマスに漢字を書きましょう。

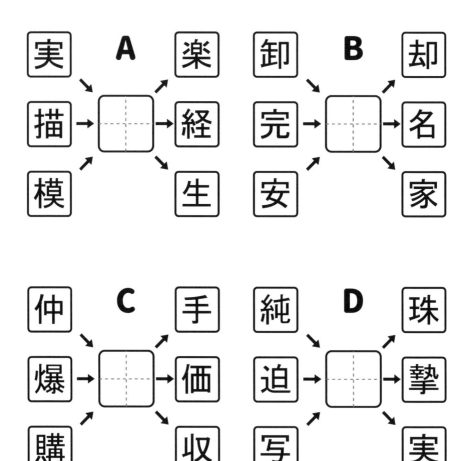

A

実　楽
描　→　経
模　生

B

卸　却
完　→　名
安　家

C

仲　手
爆　→　価
購　収

D

純　珠
迫　→　摯
写　実

脳体操　テレビ女優の第１号は誰か？　①黒柳徹子　②倍賞千恵子

128

【126p脳体操・答え】　7+4×6-3=28

122日目 4つの仲間

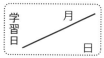

 マスのカタカナ16の文字をすべて使って、テーマに関連する仲間の言葉を4つ考えて、書きましょう。1度使った文字は使えません。

テーマ 乗り物

A

レ	シ	イ	ン
ン	モ	ー	ク
ン	ル	バ	ノ
セ	ス	バ	カ

....

....

....

....

テーマ 動物園

B

サ	ン	キ	ダ
ン	ン	ツ	イ
レ	ラ	パ	リ
オ	ー	バ	カ

....

....

....

....

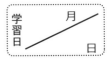

 読解力UP!

「候補」の漢字をマスに当てはめて、4つの四字熟語を書きましょう。さらに、使わずに「候補」に残った漢字で、三字熟語を作りましょう。

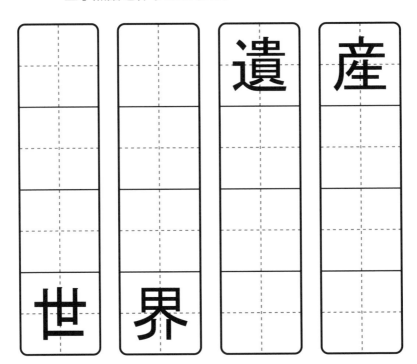

			遺	産
世	界			

候補

人 情 限 川 科
婦 報 白 伝 林
身 森 出 郷 立

三字熟語

脳体操 鏡の数え方は？　①〜面（めん）　②〜枚（まい）

130

【128p脳体操・答え】　①黒柳徹子

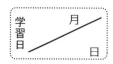

集中力UP!

ある法則にしたがって、言葉を集めました。しかし、この中の1つだけが、法則に合わない「仲間はずれ」になっています。「仲間はずれ」は、どれでしょうか？

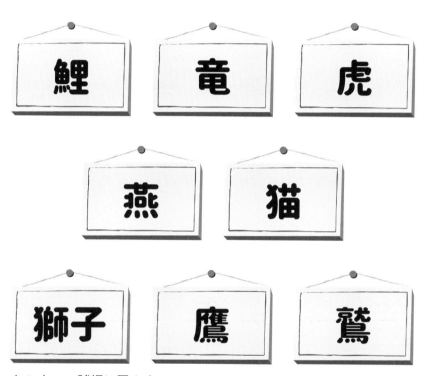

鯉　竜　虎

燕　猫

獅子　鷹　鷲

ヒント……球場に居ます

121日目答え

A 中央に「写」
B 中央に「売」
C 中央に「買」
D 中央に「真」

122日目答え

A バス・モノレール・バイク・シンカンセン

B ライオン・カバ・キリン・レッサーパンダ

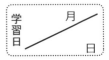

記憶力UP!

矢印の方向に読むと二字熟語ができるように、空欄のマスに漢字を書いてください。

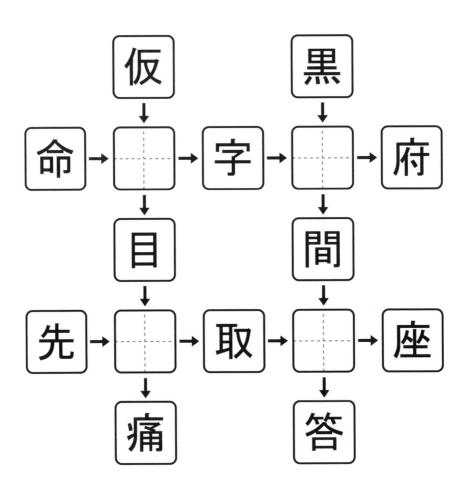

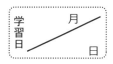

集中力 UP! 同じ漢字が並んでいる中に、違う漢字が1つだけ混じっています。それを探し出してください。

A

瀧瀧瀧瀧瀧瀧瀧瀧瀧瀧瀧瀧瀧
瀧瀧瀧瀧瀧瀧瀧瀧瀧瀧瀧瀧瀧
瀧瀧瀧瀧瀧瀧瀧瀧瀧瀧瀧瀧瀧
瀧瀧瀧瀧瀧瀧瀧瀧瀧瀧瀧瀧瀧
瀧瀧瀧瀧瀧瀧瀧瀧瀧瀧瀧瀧瀧
瀧瀧瀧瀧瀧瀧瀧瀧瀧瀧瀧瀧瀧
瀧瀧瀧瀧瀧瀧瀧瀧瀧瀧瀧瀧
瀧瀧瀧瀧龍瀧瀧瀧瀧瀧瀧

B

竿竿竿竿竿竿竿竿竿竿竿竿竿竿
竿竿竿竿竿竿竿竿竿竿竿竿竿竿
竿竿芋竿竿竿竿竿竿竿竿竿竿竿
竿竿竿竿竿竿竿竿竿竿竿竿竿竿
竿竿竿竿竿竿竿竿竿竿竿竿竿竿
竿竿竿竿竿竿竿竿竿竿竿竿竿竿
竿竿竿竿竿竿竿竿竿竿竿竿竿
竿竿竿竿竿竿竿竿竿竿竿竿

123日目答え

四字熟語は左から
「立身出世」「森林限界」
「遺伝情報」「産婦人科」
三字熟語【白川郷】

124日目答え

「猫」が仲間はずれ　「プロ野球のチーム名にある動物」であることが法則　鯉→広島東洋カープ・竜→中日ドラゴンズ・虎→阪神タイガース・燕→東京ヤクルトスワローズ・獅子→埼玉西武ライオンズ・鷹→福岡ソフトバンクホークス・鷲→東北楽天ゴールデンイーグルス

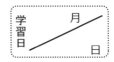

「候補」の三字熟語でマスを埋めましょう。熟語が重なる部分では、同じ漢字を共有します。

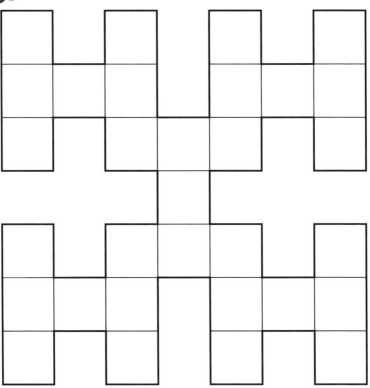

候補

薬事法	棚卸表	点眼薬	五線譜	普通車
必勝法	卸値段	審美眼	事情通	陪審員
普段着	勝負手	中央線	片手間	車中泊

脳体操 なぞなぞです。大雨で山崩れ、どんな音がする？

【132ｐ脳体操・答え】 ②熱に浮かされる

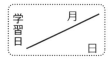

学習日　月　日

発想力UP! 太い下線の言葉は、会話の中で使われている「カタカナ語（外来語）」です。それを日本語に置き換えました。その日本語を漢字で書きましょう。

A バリアフリーの介護施設だ。

日本語置き換え →

しょう	へき		
		な	し

B コンセプトで方針が決まった。

日本語置き換え →

き	ほん	がい	ねん

C 流域のハザードマップだ。

日本語置き換え →

さい	がい	よ	そく	ち	ず

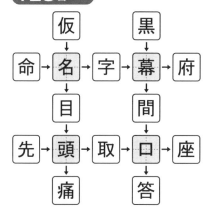

125日目答え

黒

仮

命→名→字→幕→府

　　目　　間

先→頭→取→口→座

　　痛　　答

126日目答え

A
「瀧」が並ぶ中に
一番下の段・左から5番目に「龍」がある

B
「竿」が並ぶ中に
上から3段目・左から2番目に「芋」がある

135

129日目 漢字ネットワーク

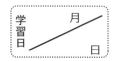

判断力 UP!

「候補」の漢字をマスに当てはめて、15の三字熟語を作ってください。そのとき、太い線でつながれた2つのマスには、同じ漢字を書きましょう。

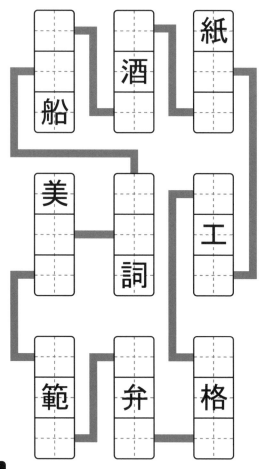

候補

者 容 形 芝 師 代 人 屋 居

脳体操　並べ替えて有名人の名前にしてください。傷見る、夏至（きずみるげし）

136

【134p脳体操・答え】 ドシャ＝土砂

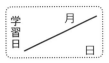

130日目 難読漢字

 難読漢字とその「読み方」が上・下段に並んでいます。
●と●を線でつないで、組み合わせましょう。

暮らしの中の品物

手風琴　珈琲　如雨露　貯古齢糖　刷毛　麦酒　馬穴　型録
●　●　●　●　●　●　●　●

●　●　●　●　●　●　●　●
ブラシ　ビール　カタログ　コーヒー　バケツ　アコーディオン　ジョウロ　チョコレート

127日目答え

陪		点		必		片	
審	美	眼		勝	負	手	
員		薬	事	法		間	
			情				
棚		普	通	車		五	
卸	値	段	着	中	央	線	
表				泊		譜	

128日目答え

A バリアフリー
　＝障壁なし
B コンセプト
　＝基本概念
C ハザードマップ
　＝災害予測地図

137

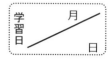

発想力 UP!

5人の有名人の名前を漢字で書きましたが、それぞれ一字、間違った漢字が入っています。正しい名前を、【　】に書きましょう。

男性俳優

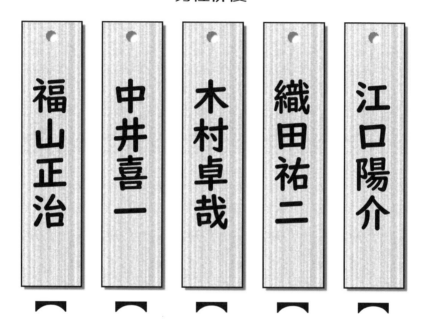

福山正治　　中井喜一　　木村卓哉　　織田祐二　　江口陽介

〔　〕　　〔　〕　　〔　〕　　〔　〕　　〔　〕

脳体操　ひらがなで書かれた計算式の答えは？　いちたすさんかけるろくたすきゅう

138

【136 p 脳体操・答え】　水木しげる（みずきしげる）

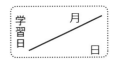

学習日　月　日

判断力 UP!

四字熟語をあみだくじの要領でつなごうとしましたが、うまくいきません。図に2本の線を加えて、正しいつながりにしてください。

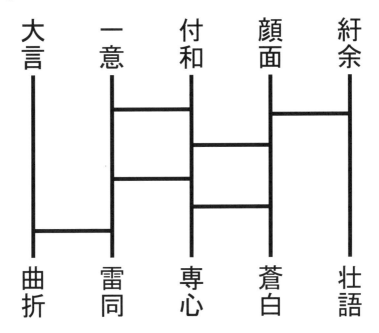

大言　一意　付和　顔面　紆余

曲折　雷同　専心　蒼白　壮語

129日目答え

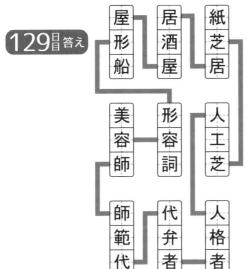

130日目答え

手風琴 = アコーディオン
珈琲 = コーヒー
如雨露 = ジョウロ
貯古齢糖 = チョコレート
刷毛 = ブラシ
麦酒 = ビール
馬穴 = バケツ
型録 = カタログ

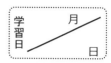

発想力UP!

「ある」の言葉は、共通の法則にしたがっています。その法則は何でしょうか？　言葉を分析して、法則を答えてください。

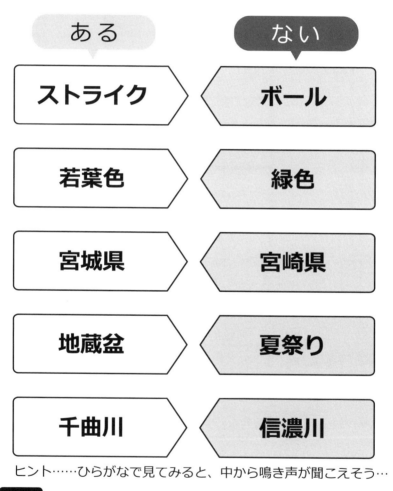

ある	ない
ストライク	ボール
若葉色	緑色
宮城県	宮崎県
地蔵盆	夏祭り
千曲川	信濃川

ヒント……ひらがなで見てみると、中から鳴き声が聞こえそう…

答え 共通の法則は

脳体操 海上自衛隊で金曜日に必ず食べるものは？　①焼き魚　②カレー

【138p脳体操・答え】　1＋3×6＋9＝28

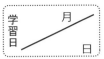

記憶力UP! 「例」と同じように、A～Hの慣用句を線でつないで、意味が通るものにしてください。言葉の意味も考えてみましょう。

	A	B	C	D	E	F	G	H
例	機	因	大	一	口	犬	足	言
愛	船	嫌	裏	葉	縁	言	下	猿
想	を合わせる	を付ける	に乗る	もない	を取る	が過ぎる	の仲	を見る
がつきる								

131日目答え
福山正治→福山雅治
中井喜一→中井貴一
木村卓哉→木村拓哉
織田祐二→織田裕二
江口陽介→江口洋介

132日目答え

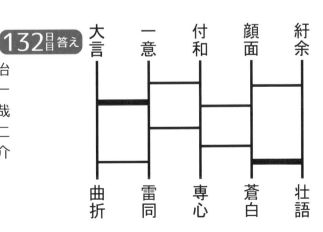

大言　一意　付和　顔面　紆余
曲折　雷同　専心　蒼白　壮語

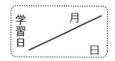

 発想力UP!

「候補」にある 12 の漢字をすべて使って、①〜④の言葉の意味に合うように、三字熟語を書きましょう。
候補の文字は 1 度だけ使えます。

A

候補

合	聴	予	場
器	想	所	補
相	外	傘	居

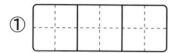
①

難聴者のために、音声を拡大増幅する装置。

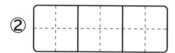
②

思いのほかの成り行きとなること。

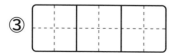
③

男女で二人で 1 本の傘を差すこと。

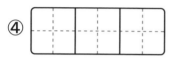
④

存在しうるところ。

B

候補

弾	日	理	綿
当	券	子	菓
力	鍋	性	料

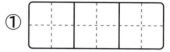
①

糸状のものを棒に巻き付けた砂糖のおかし。

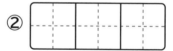
②

物体がはずむ力。柔軟や融通が利く度合い。

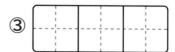
③

なべを食卓に出し、材料を煮ながら食べるもの。

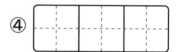
④

使用する日に販売・購入するチケット。

脳体操 包丁の数え方は？ ①〜本（ほん） ②〜丁（ちょう）

【140 p脳体操・答え】 ②カレー＝海上生活をしていると曜日感覚を失いやすいため

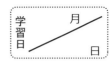

記憶力
UP!

テーマに合った4人の名前が、マスに散りばめられています。その有名人の名前を、漢字で書きましょう。

五輪金メダリスト女性

尚	崎	保	調
沙	高	岩	田
子	伊	子	橋
吉	馨	里	恭

A 女子レスリング　アテネ・北京　ロンドン3大会連続 金メダリスト

C 女子マラソン　愛称は「Qちゃん」　シドニー五輪 金メダリスト

B 女子レスリング　アテネ〜リオ　4大会連続 金メダリスト

D 女子競泳　バルセロナ五輪200m　平泳ぎ 金メダリスト

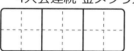

133日目答え 「ある」をひらがなに置き換えると、動物の名前があることが法則　「ストライク→す・とら・いく」「若葉色→わ・かば・いろ」「宮城県→み・やぎ・けん」「地蔵盆→じ・ぞう・ぼん」「千曲川→ち・くま・し」

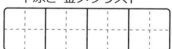

134日目答え
A 機嫌を取る　　**E** 口裏を合わせる
B 因縁を付ける　**F** 犬猿の仲
C 大船に乗る　　**G** 足下を見る
D 一言もない　　**H** 言葉が過ぎる

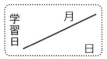

読解力UP!

「候補」の漢字をマスに当てはめて、熟語が重なりつながる漢字のクロスワードを作ってください。

	喝					反	
念			楽				艦
	火	点		量			店
起			位		売		
				対			薬
	奏				癌		
習		闘		心			師

候補

王　力　剤　打　争　発　演　相
販　器　抗　伴　旗　娯　一

脳体操 　①台風一過 ②台風一家、正しいのはどちら？

144

【142ｐ脳体操・答え】　②〜丁（ちょう）

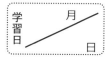

学習日　　　月　　日

 A、B それぞれの「候補」に並ぶひらがなは、2 つの都道府県の名前がまざったものです。それぞれの名前を漢字で、書き分けましょう。

A

候補

いなけがけくんさんきふ

都道府県名　　　　　　　　　　　　都道府県名

A

候補

わちけきけなんばおん

都道府県名　　　　　　　　　　　　都道府県名

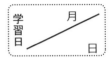

 判断力 UP!

A～Jに四字熟語が並んでいますが、すべて誤字が1つずつあります。誤字を正して、四字熟語を書きましょう。

A 薄利他売

F 泰安吉日

B 縁命息災

G 意士表示

C 問答無要

H 不眠不救

D 四六自中

I 起死解生

E 独率独歩

J 印果応報

 脳体操

なぞなぞです。ちょっとぽっちゃりしたおじいさん、実は元は日本昔ばなしの主人公。そのお話は何?

146

【144p脳体操・答え】 ①台風一過

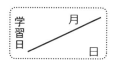

発想力
UP!

A、B それぞれ、「・」に同じ漢字を入れると、三字熟語が5つずつできあがります。間に入る共通の漢字を書きましょう。

A

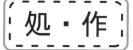

処・作　　山・魚　　恋・房

魔・狩　　乙・座　　「・」＝

B

真・味　　確・性　　現・的

果・酒　　写・的　　「・」＝

137日目答え

一	喝		娯		反	旗
念		打	楽	器		艦
発	火	点		量	販	店
起		王	位		売	
	伴		相	対		薬
演	奏	力		抗	癌	剤
習		闘	争	心		師

138日目答え

A
福井県・長崎県

B
沖縄県・千葉県

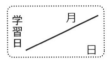

学習日　　月　　日

矢印の方向に読むと二字熟語ができるように、中央のマスに漢字を書きましょう。

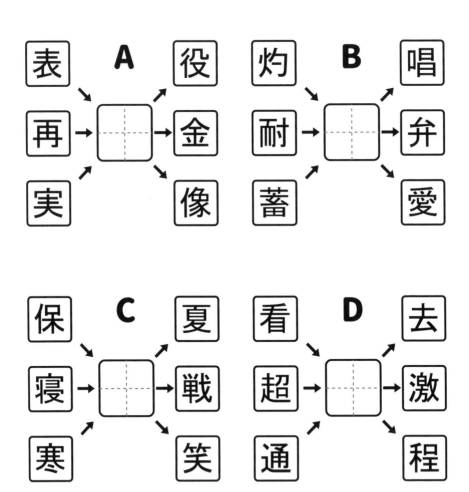

A
表 → □ → 役
再 → □ → 金
実 → □ → 像

B
灼 → □ → 唱
耐 → □ → 弁
蓄 → □ → 愛

C
保 → □ → 夏
寝 → □ → 戦
寒 → □ → 笑

D
看 → □ → 去
超 → □ → 激
通 → □ → 程

脳体操

中国語では、「手紙」と書くと何を意味する？
①はがき　②トイレットペーパー

【146p脳体操・答え】　小太りじいさん＝こぶとりじいさん

148

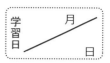

マスのカタカナ16の文字をすべて使って、テーマに関連する仲間の言葉を4つ考えて、書きましょう。1度使った文字は使えません。

テーマ 麺類

A

メ	メ	ウ	ウ
ニ	キ	バ	ー
ラ	ソ	ヤ	ン
ド	ュ	ン	ン

....

....

....

....

テーマ 楽器

B

レ	リ	ウ	イ
ヴ	ー	エ	ン
ハ	ロ	ァ	オ
チ	ク	プ	レ

....

....

....

....

139日目答え

A	薄利多売	**F**	大安吉日
B	延命息災	**G**	意思表示
C	問答無用	**H**	不眠不休
D	四六時中	**I**	起死回生
E	独立独歩	**J**	因果応報

140日目答え

A「・」に「女」が入る。処女作・山女魚・恋女房・魔女狩・乙女座

B「・」に「実」が入る。真実味・確実性・現実的・果実酒・写実的

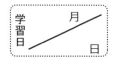

143 日目　四字熟語見つけた！

学習日　　月　　日

 読解力 UP!　「候補」をマスに入れて、4つの四字熟語を書きましょう。さらに、使わずに「候補」に残った漢字で、三字熟語を作りましょう。

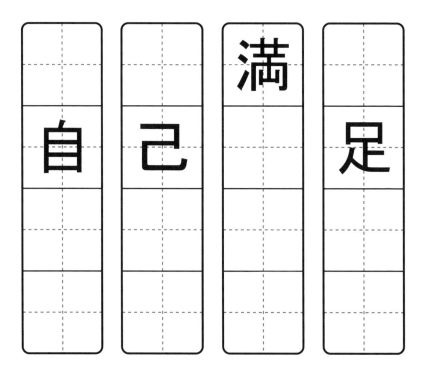

自　己　満　足

候補

人	物	節	答	動
回	観	額	主	動
義	利	車	生	軽

三字熟語

 脳体操　並べ替えて有名人の名にしてください。豚が座らん（ぶたがすわらん）

150

【148p脳体操・答え】　②トイレットペーパー

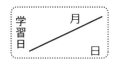

ある法則にしたがって、言葉を集めました。しかし、この中の1つだけが、法則に合わない「仲間はずれ」になっています。「仲間はずれ」は、どれでしょうか？

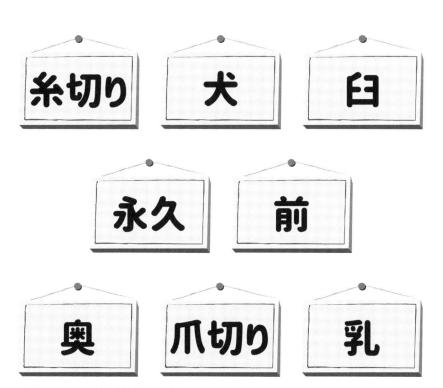

糸切り　犬　臼

永久　前

奥　爪切り　乳

ヒント……生え変わります

141日目答え

A 中央に「現」
B 中央に「熱」
C 中央に「冷」
D 中央に「過」

142日目答え

A ラーメン・ヤキソバ・ニュウメン・ウドン

B ウクレレ・チェロ・ハープ・ヴァイオリン

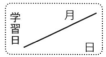

矢印の方向に読むと二字熟語ができるように、空欄のマスに漢字を書いてください。

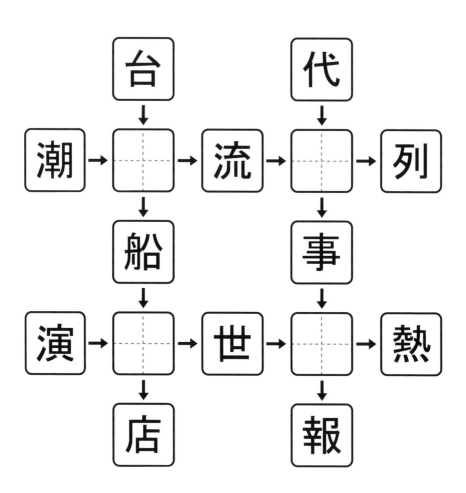

脳体操 ひらがなで書かれた計算式の答えは？　はちたすいちかけるろくかけるなな

【150ｐ脳体操・答え】　菅原文太（すがわらぶんた）

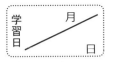

同じ漢字が並んでいる中に、違う漢字が1つだけ混じっています。それを探し出してください。

A

船船船船船船船船船船船船船船
船船船船船船船船船船船船船船
船船船船船船船船船船船船船船
船船船船船船船船船船船船船船
船船船船船船船船船船船殷船船
船船船船船船船船船船船船船
船船船船船船船船船船船船
船船船船船船船船船船船

B

永永永永永永永永永永永永永永
永永永永永永永永永永永永永永
永永永永永永永永永永永永永永
永永永永永永永永永永永永永永
永永永永永永永永永永永永永永
永永永永永永永永永永永永永永
永永永永永永永永永永永氷永
永永永永永永永永永永

143日目答え

四字熟語は左から
「軽自動車」「利己主義」
「満額回答」「節足動物」
三字熟語【人生観】

144日目答え

「爪切り」が仲間はずれ
「歯」が付いて、言葉になることが法則
糸切り歯・犬歯・臼歯・永久歯・前歯・奥歯・
乳歯

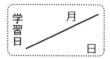

集中力
UP!

「候補」の三字熟語でマスを埋めましょう。熟語が重なる部分では、同じ漢字を共有します。

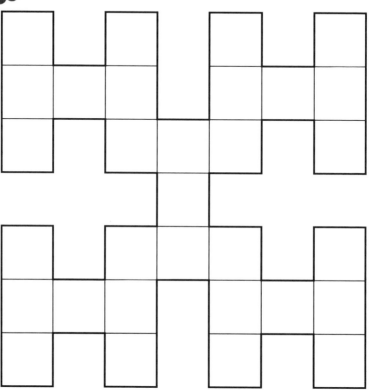

候補

体重計	商品券	時価額	重要視	量販店
化粧品	桜前線	線量計	内視鏡	路線価
朝飯前	商店街	変化球	街路樹	北朝鮮

脳体操 マスクメロンの「マスク」とはどんな意味？ ①香り ②仮面

154

【152p脳体操・答え】 8+1×6×7=50

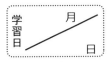

148日目 外来語の意味

 太い下線の言葉は、会話の中で使われている「カタカナ語（外来語）」です。それを日本語に置き換えました。その日本語を漢字で書きましょう。

A 有益な<u>コンテンツ</u>だ。

日本語
置き換え →

じょう	ほう	ない	よう

B <u>イベント</u>の<u>マネジメント</u>を任す。

日本語
置き換え →

うん	えい	かん	り

C <u>ハイブリッド</u>の新車を購入。

日本語
置き換え →

ふく	ごう	がた

145日目答え

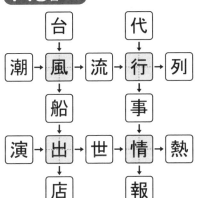

146日目答え

A
「船」が並ぶ中に
上から5段目・右から3番目に
「般」がある

B
「永」が並ぶ中に
上から7段目・右から2番目に
「氷」がある

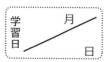

学習日　月　日

判断力
UP!

「候補」の漢字をマスに当てはめて、15の三字熟語を作ってください。そのとき、太い線でつながれた2つのマスには、同じ漢字を書きましょう。

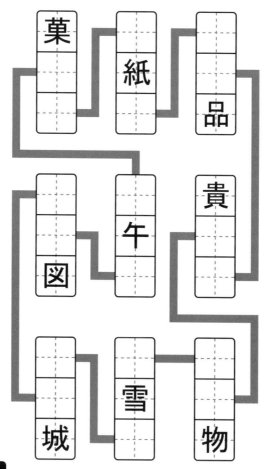

菓　紙　品

図　午　貴

城　雪　物

候補

路　折　線　子　姫　白　金　属　付

脳体操　机の数え方は？　①〜脚（きゃく）　②〜台（だい）

【154p脳体操・答え】①香り＝英語ではMusk（香り）と書く。
これがなまってマスクに変化した

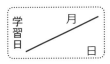

学習日 月 日

難読漢字とその「読み方」が上・下段に並んでいます。
●と●を線でつないで、組み合わせましょう。

生き物

海豹 ●
河馬 ●
蜥蜴 ●
土竜 ●
駱駝 ●
栗鼠 ●
蝙蝠 ●
驢馬 ●

● らくだ
● ろば
● もぐら
● こうもり
● りす
● あざらし
● かば
● とかげ

147日目 答え

北		桜		体		内
朝	飯	前		重	要	視
鮮		線	量	計		鏡
			販			
変		商	店	街		時
化	粧	品		路	線	価
球		券		樹		額

148日目 答え

A コンテンツ
　＝情報内容
B マネジメント
　＝運営管理
C ハイブリッド
　＝複合型

157

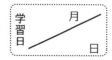

発想力
UP!

5人の有名人の名前を漢字で書きましたが、それぞれ一字、間違った漢字が入っています。正しい名前を、【　】に書きましょう。

映画監督

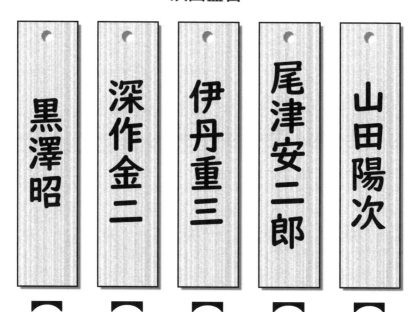

黒澤昭

深作金二

伊丹重三

尾津安二郎

山田陽次

脳体操　①素人はだし ②玄人はだし、正しいのはどちら？

【156p脳体操・答え】　①〜脚（きゃく）

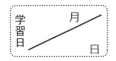

判断力 UP! 四字熟語をあみだくじの要領でつなごうとしましたが、うまくいきません。図に2本の線を加えて、正しいつながりにしてください。

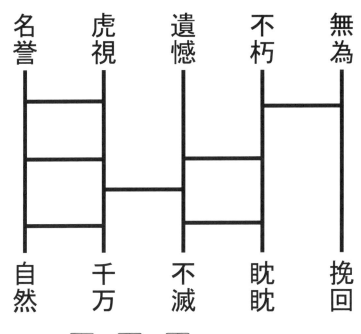

名誉　虎視　遺憾　不朽　無為

自然　千万　不滅　眈眈　挽回

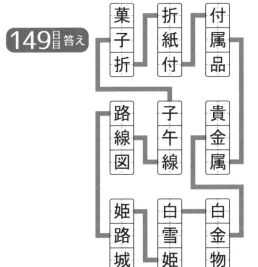

149日目答え

菓子折	折紙付	付属品
路線図	子午線	貴金属
姫路城	白雪姫	白金物

150日目答え

海豹 = あざらし
河馬 = かば
蜥蜴 = とかげ
土竜 = もぐら
駱駝 = らくだ
栗鼠 = りす
蝙蝠 = こうもり
驢馬 = ろば

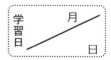

 発想力 UP!

「ある」の言葉は、共通の法則にしたがっています。その法則は何でしょうか？　言葉を分析して、法則を答えてください。

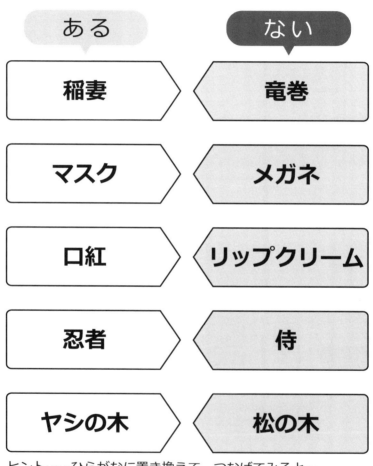

ある	ない
稲妻	竜巻
マスク	メガネ
口紅	リップクリーム
忍者	侍
ヤシの木	松の木

ヒント……ひらがなに置き換えて、つなげてみると…

答え 共通の法則は

脳体操 なぞなぞです。カエルとヘビ、たくさんタバコを吸うのはどちら？

【158p脳体操・答え】　②玄人はだし

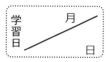

記憶力UP!

「例」と同じように、A〜Hの慣用句を線でつないで、意味が通るものにしてください。言葉の意味も考えてみましょう。

	A	B	C	D	E	F	G	H
	鬼	行	一	路	片	後	大	白
例 愛	気	頭	棒	点	間	手	黒	味
想	を担ぐ	が悪い	に迫る	を振る	張り	に迷う	を読む	をつける
がつきる								

152日目答え

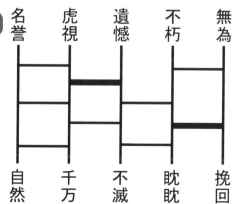

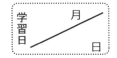

学習日　　月　　日

発想力UP!

「候補」にある 12 の漢字をすべて使って、①～④の言葉の意味に合うように、三字熟語を書きましょう。
候補の文字は 1 度だけ使えます。

A

候補

山	様	味	子
後	見	末	加
具	沢	始	減

①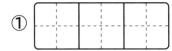

料理で、具材が多く使われていること。

②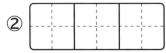

事の成り行きを見守ること。

③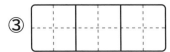

物事のすんだあとをかたづけること。

④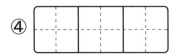

食物のあじのよしあし。

B

候補

定	和	場	包
丁	丁	特	等
席	期	券	長

①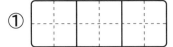

主に、日本料理で使われる刃物。

②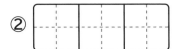

ある期間、ある区間を何回でも乗車できるもの。

③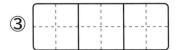

1つの事柄が一段落するまでにながくかかること。

④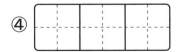

もっともよい場所。もっとも好きな場所。

脳体操 並べ替えて有名人の名前にしてください。さ、十九日だ（さじゅうくにちだ）

162

【160 p脳体操・答え】 ヘビ　ヘビィ・スモーカー

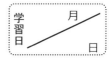

学習日　月　日

記憶力UP!

テーマに合った4人の名前が、マスに散りばめられています。その有名人の名前を、漢字で書きましょう。

作家

東	真	太	星
西	郎	圭	村
子	新	理	野
吾	京	林	一

A　「放課後」「秘密」「白夜行」
「容疑者Xの献身」「新参者」

C　トラベルミステリーで有名
「十津川警部シリーズ」

B　ショートショートの神様
「夢魔の標的」「ボッコちゃん」

D　「ルンルンを買っておうちに帰ろう」
「最終便に間に合えば」「京都まで」

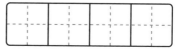

153日目答え　「ある」をつなげると、しりとりになっていることが法則
いなずま→マスク→くちべに→にんじゃ→やしのき

154日目答え
A 鬼気迫る　　　E 片棒を担ぐ
B 行間を読む　　F 後味が悪い
C 一点張り　　　G 大手を振る
D 路頭に迷う　　H 白黒をつける

163

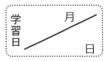

読解力 UP!

「候補」の漢字をマスに当てはめて、熟語が重なりつながる漢字のクロスワードを作ってください。

一	■	最		潮	■	強
	息		成	■	富	
懸	■		長			同
	辛	々	■	闘		士
■		■		■	蒡	■
祝	■		感		抜	
	負	運	■	胸	■	生

候補

実　好　口　高　生　延　牛
勝　戦　群　度　命　豪

脳体操　ひらがなで書かれた計算式の答えは？　にたすきゅうかけるよん

164

【162 p脳体操・答え】　国定忠治（くにさだちゅうじ）

集中力 UP!

A、B それぞれの「候補」に並ぶひらがなは、2 つの都道府県の名前がまざったものです。それぞれの名前を漢字で、書き分けましょう。

A

候補

ず け し か ひ ん め け え お ん

都道府県名　　　　　　都道府県名

▼　　　▼ ▼　　　▼

▙　　　◢ ◣　　　▟

A

候補

か い け ん な お た わ ん お が け

都道府県名　　　　　　都道府県名

▼　　　▼ ▼　　　▼

▙　　　◢ ◣　　　▟

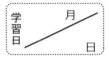

判断力 UP!

A〜Jに四字熟語が並んでいますが、すべて誤字が1つずつあります。誤字を正して、四字熟語を書きましょう。

A 無秒息災

F 無芸体食

B 社交辞礼

G 残念無年

C 前台未聞

H 千客万雷

D 天知無用

I 立進出世

E 一朝一憂

J 適財適所

脳体操　シュークリームの「シュー」の意味は？　①パリパリ　②キャベツ

【164p脳体操・答え】　2+9×4=38

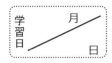

 A、B それぞれ、「・」に同じ漢字を入れると、三字熟語が5つずつできあがります。間に入る共通の漢字を書きましょう。

A

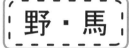 野・馬

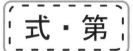 式・第

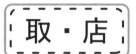 取・店

三・元

二・会

「・」=

B

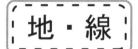 地・線

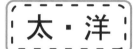 太・洋

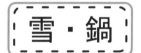 雪・鍋

五・餅

不・等

「・」=

157日目答え

一		最	高	潮		強
生	息		成		富	豪
懸		延	長	戦		同
命	辛	々		闘	牛	士
	口		実		莠	
祝		好	感	度	抜	群
勝	負	運		胸		生

158日目答え

A
愛媛県・静岡県

B
大分県・神奈川県

161 日目 二字熟語をつなげ！

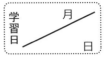

学習日　月　日

記憶力
UP!

矢印の方向に読むと二字熟語ができるように、中央のマスに漢字を書きましょう。

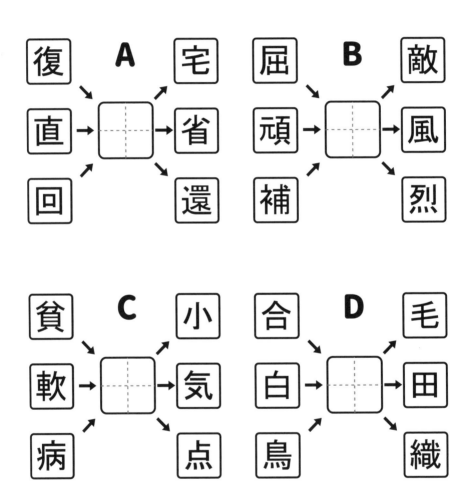

A
復・直・回 → □ → 宅・省・還

B
屈・頑・補 → □ → 敵・風・烈

C
貧・軟・病 → □ → 小・気・点

D
合・白・鳥 → □ → 毛・田・織

脳体操　鳥居の数え方は？　①〜脚（きゃく）　②〜基（き）

168

【166 p 脳体操・答え】　②キャベツ

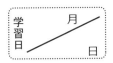

発想力 UP!
マスのカタカナ16の文字をすべて使って、テーマに関連する仲間の言葉を4つ考えて、書きましょう。1度使った文字は使えません。

テーマ 家電

A

ジ	コ	ラ	ー
ジ	ッ	カ	ソ
パ	ラ	キ	メ
マ	ン	オ	サ

....

....

....

....

テーマ 野菜

B

ー	モ	ブ	コ
ツ	ャ	キ	コ
イ	ラ	オ	ク
リ	ベ	ロ	ツ

....

....

....

....

159日目答え

A 無病息災　　F 無芸大食
B 社交辞令　　G 残念無念
C 前代未聞　　H 千客万来
D 天地無用　　I 立身出世
E 一朝一夕　　J 適材適所

160日目答え

A 「・」に「次」が入る。野次馬・式次第・取次店・三次元・二次会

B 「・」に「平」が入る。地平線・太平洋・雪平鍋・五平餅・不平等

169

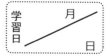

読解力UP！

「候補」の漢字をマスに当てはめて、4つの四字熟語を書きましょう。さらに、使わずに「候補」に残った漢字で、三字熟語を作りましょう。

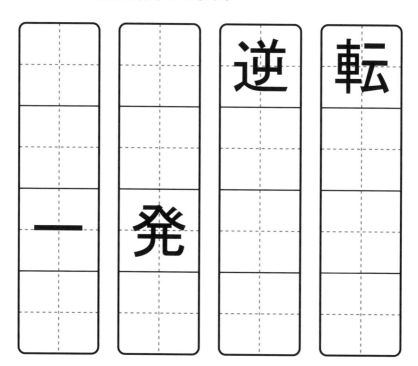

逆　転

一　発

候補

動	形	電	活	初
職	角	優	三	力
下	水	品	勝	天

三字熟語

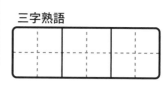

脳体操 ①青田買い ②青田刈り、正しいのはどちら？

【168p脳体操・答え】 ②～基（き）

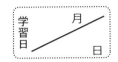

ある法則にしたがって、言葉を集めました。しかし、この中の1つだけが、法則に合わない「仲間はずれ」になっています。「仲間はずれ」は、どれでしょうか？

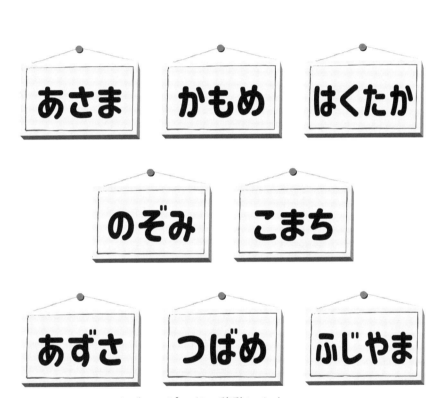

ヒント……ものすごいスピードで移動します

161日目答え

A 中央に「帰」
B 中央に「強」
C 中央に「弱」
D 中央に「羽」

162日目答え

A パソコン・ラジオ・カメラ・マッサージキ

B オクラ・キャベツ・コイモ・ブロッコリー

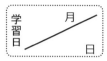

記憶力UP! 矢印の方向に読むと二字熟語ができるように、空欄のマスに漢字を書いてください。

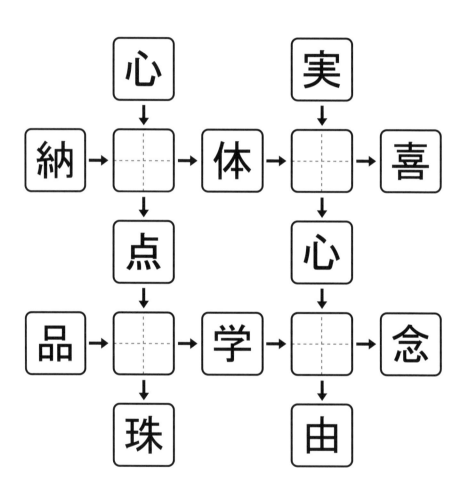

脳体操　なぞなぞです。アヒルと白鳥、どちらが禁煙している？

【170p脳体操・答え】　①青田買い

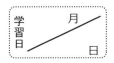

166日目 そっくり漢字探し

同じ漢字が並んでいる中に、違う漢字が1つだけ混じっています。それを探し出してください。

A

拳拳拳拳拳拳拳拳拳拳拳拳拳拳
拳拳拳拳拳拳拳拳拳拳拳拳拳拳
拳拳拳拳拳拳拳拳拳拳拳拳拳拳
拳拳拳拳拳拳拳拳拳拳拳拳拳拳
拳拳拳拳拳拳拳拳拳拳拳拳拳拳
拳拳拳拳拳拳拳拳拳拳拳拳拳拳
拳拳拳拳拳拳拳拳拳拳拳拳拳拳
拳拳拳拳拳拳拳拳拳

B

東東東東東東東東東車東東東東
東東東東東東東東東東東東東東
東東東東東東東東東東東東東東
東東東東東東東東東東東東東東
東東東東東東東東東東東東東東
東東東東東東東東東東東東東東
東東東東東東東東東東東東東東
東東東東東東東東東東東

163日目答え

四字熟語は左から
「天下一品」「水力発電」
「逆三角形」「転職活動」
三字熟語【初優勝】

164日目答え

「ふじやま」が仲間はずれ 「特急列車」の名前であることが法則 あさま→北陸新幹線・かもめ→西九州新幹線・はくたか→北陸新幹線・のぞみ→東海道新幹線／山陽新幹線・こまち→秋田新幹線・あずさ→中央本線／篠ノ井線・つばめ→・九州新幹線

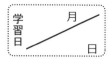

学習日　月　日

集中力
UP!

「候補」の三字熟語でマスを埋めましょう。熟語が重なる部分では、同じ漢字を共有します。

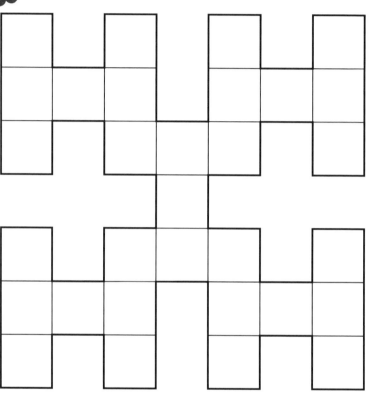

候補

染物師	医薬品	有権者	肥満症	感染症
常備薬	寿老人	満足感	会議録	安心感
好感度	議決権	平常心	医師会	老婆心

脳体操　並べ替えて有名人の名前にしてください。蜜入り梨だ（みついりなしだ）

174

【172p脳体操・答え】　白鳥→スワン＝吸わん

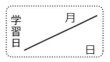

学習日 月 日

発想力UP! 太い下線の言葉は、会話の中で使われている「カタカナ語（外来語）」です。それを日本語に置き換えました。その日本語を漢字で書きましょう。

A 本番並みの**シミュレーション**。

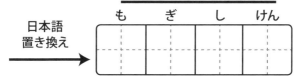

日本語置き換え →

も	ぎ	し	けん

B **セカンドオピニオン**で確かめる。

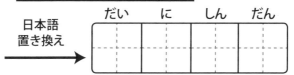

日本語置き換え →

だい	に	しん	だん

C パソコンの**セキュリティー**を強化。

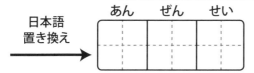

日本語置き換え →

あん	ぜん	せい

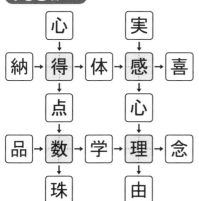

165日目答え

心 → 得 → 体 → 感 → 喜
納 → 得
　　得 → 点
　　　　数 → 学 → 理
実 → 感
　　感 → 心
　　　　理 → 由
品 → 数 → 学 → 理 → 念
　　数 → 珠

166日目答え

A
「拳」が並ぶ中に
上から7段目・左端に「挙」がある

B
「東」が並ぶ中に
一番上の段・右から5番目に「車」がある

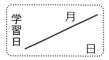

判断力 UP!

「候補」の漢字をマスに当てはめて、15の三字熟語を作ってください。そのとき、太い線でつながれた2つのマスには、同じ漢字を書きましょう。

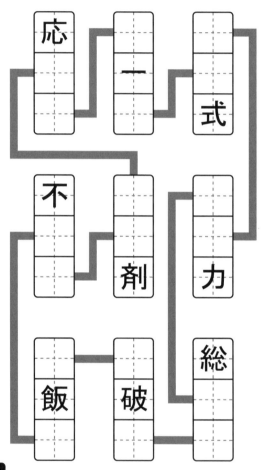

候補

時　着　断　接　髪　算　御　決　間

脳体操　ひらがなで書かれた計算式の答えは？　よんかけるはちひくごたすなな

【174p脳体操・答え】　石田三成（いしだみつなり）

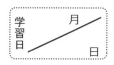

集中力
UP!

難読漢字とその「読み方」が上・下段に並んでいます。
●と●を線でつないで、組み合わせましょう。

人の動き・仕草

眩暈	齁	我儘	剽軽	吃驚	吃逆	欠伸	胡坐
●	●	●	●	●	●	●	●

●	●	●	●	●	●	●	●
しゃっくり	ひょうきん	あぐら	わがまま	あくび	いびき	びっくり	めまい

167日目答え

寿		安		肥		好
老	婆	心		満	足	感
人		感	染	症		度
			物			
平		医	師	会		有
常	備	薬		議	決	権
心		品		録		者

168日目答え

A シミュレーション
= 模擬試験
B セカンドオピニオン
= 第二診断
C セキュリティー
= 安全性

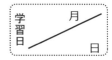

発想力 UP!

5人の有名人の名前を漢字で書きましたが、それぞれ一字、間違った漢字が入っています。正しい名前を、【　】に書きましょう。

ノーベル賞受賞者

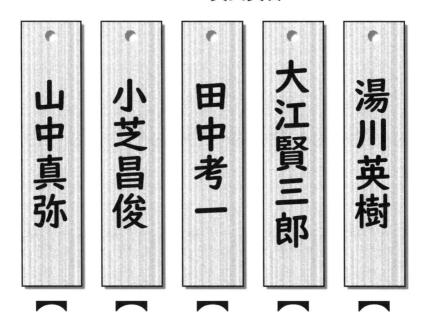

山中真弥

小芝昌俊

田中考一

大江賢三郎

湯川英樹

脳体操　焼き鳥の砂肝は、どの部分？　①胃　②肝臓

【176p脳体操・答え】　4×8-5+7=34

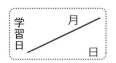

 四字熟語をあみだくじの要領でつなごうとしましたが、うまくいきません。図に2本の線を加えて、正しいつながりにしてください。

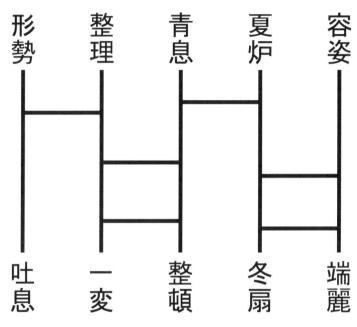

形勢 整理 青息 夏炉 容姿

吐息 一変 整頓 冬扇 端麗

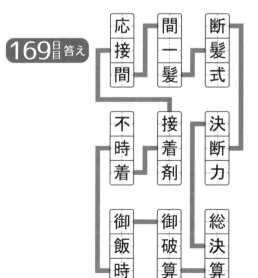

169日目答え

応接間 — 間一髪 — 断髪式

不時着 — 接着剤 — 決断力

御飯時 — 御破算 — 総決算

170日目答え

眩暈 = めまい
鼾 = いびき
我儘 = わがまま
剽軽 = ひょうきん
吃驚 = びっくり
吃逆 = しゃっくり
欠伸 = あくび
胡坐 = あぐら

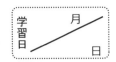

学習日　月　日

発想力
UP!

「ある」の言葉は、共通の法則にしたがっています。その法則は何でしょうか？　言葉を分析して、法則を答えてください。

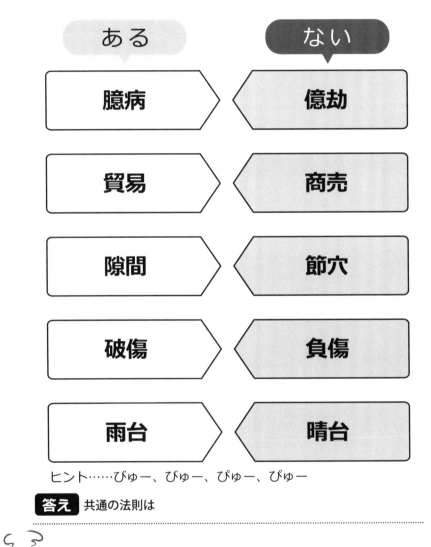

ある	ない
臆病	億劫
貿易	商売
隙間	節穴
破傷	負傷
雨台	晴台

ヒント……びゅー、びゅー、ぴゅー、ぴゅー

答え　共通の法則は

脳体操　テントの数え方は？　①〜基（き）　②〜張（はり）

180

【178p脳体操・答え】　①胃

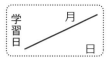

学習日　月　日

記憶力
UP!

「例」と同じように、A～ H の慣用句を線でつないで、意味が通るものにしてください。言葉の意味も考えてみましょう。

A	B	C	D	E	F	G	H
気	足	小	胡	采	一	幸	片
麻	配	先	骨	腹	首	下	席

例
愛
│
想
│
がつきる

A
麻
│
がある

B
配
を傾げる

C
先
をする

D
骨
設ける

E
腹
にも及ばない

F
首
がいい

G
下
を振る

H
席
痛い

171日目答え

山中真弥→山中伸弥
小芝昌俊→小柴昌俊
田中考一→田中耕一
大江賢三郎
→大江健三郎
湯川英樹→湯川秀樹

172日目答え

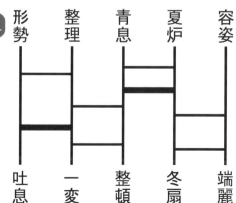

形勢　整理　青息　夏炉　容姿

吐息　一変　整頓　冬扇　端麗

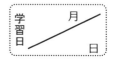

発想力UP!

「候補」にある 12 の漢字をすべて使って、①〜④の言葉の意味に合うように、三字熟語を書きましょう。
候補の文字は 1 度だけ使えます。

A

候補

圧	幼	腹	稚
意	倒	空	園
的	気	感	地

① [　　][　　][　　]

はらがへった気分。

② [　　][　　][　　]

満 3 歳から小学校入学までの子供の教育機関。

③ [　　][　　][　　]

他より非常に勝っているさま。

④ [　　][　　][　　]

ものごとをやり遂げようとする気の張り。

B

候補

爆	生	転	大
産	校	宮	剤
工	生	起	者

① [　　][　　][　　]

入学の時期以外に、移ってきた生徒。

② [　　][　　][　　]

神社・仏寺・宮殿の建築・補修を専門とする職人。

③ [　　][　　][　　]

生活に必要な物資などを作る人。

④ [　　][　　][　　]

ある事態を引き起こすきっかけとなるもの。

脳体操 ①舌の先の乾かぬうちに ②舌の根の乾かぬうちに、正しいのはどちら？

182

【180p脳体操・答え】　②〜張（はり）

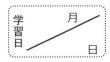

学習日　月　日

記憶力
UP!

テーマに合った4人の名前が、マスに散りばめられています。その有名人の名前を、漢字で書きましょう。

男子柔道／五輪金メダリスト

泰	忠	山	斎
阿	仁	三	村
藤	二	部	下
裕	野	宏	一

A 無差別級　ロサンゼルス
金メダリスト

C 60kg級　アトランタ、シドニー
アテネ3連覇金メダリスト

B 95kg超級　ロサンゼルス
ソウル　金メダリスト

D 66kg級　東京
同日に兄妹で金メダリスト

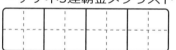
173日目答え　「ある」の後に「風」を加えると、言葉になることが法則
「臆病→臆病風」「貿易→貿易風」「隙間→隙間風」
「破傷→破傷風」「雨台→雨台風」

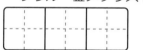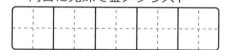
174日目答え

A 気骨がある　　**E** 采配を振る
B 足下にも及ばない　**F** 一席設ける
C 小首を傾げる　　**G** 幸先がいい
D 胡麻をする　　**H** 片腹痛い

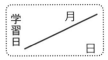

読解力 UP! 「候補」の漢字をマスに当てはめて、熟語が重なりつながる漢字のクロスワードを作ってください。

打	■		意		■	
	壊	力	■	知		犯
■		■		機	■	
被			険	■	着	■
	虫	■		災		品
甚	■		止	■	義	
	地	震	■	医		室

候補

務　注　滅　能　大　防　用　真
報　害　保　人　危　破　中

脳体操　なぞなぞです。女の子が脚にはく王様は？

【182 p 脳体操・答え】　②舌の根の乾かぬうちに

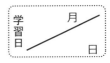

集中力UP!

A、B それぞれの「候補」に並ぶひらがなは、2 つの都道府県の名前がまざったものです。それぞれの名前を漢字で、書き分けましょう。

A

候補

| ま や ん く ま け と ん し け と |

都道府県名　　　　　　　　都道府県名

A

候補

| き や き と け ょ ざ ふ ん み う |

都道府県名　　　　　　　　都道府県名

175 日目 答え

A ①空腹感　②幼稚園　③圧倒的　④意気地

B ①転校生　②宮大工　③生産者　④起爆剤

176 日目 答え

A 山下泰裕
B 斎藤仁
C 野村忠宏
D 阿部一二三

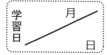
学習日　月　日

判断力 UP!

A～Jに四字熟語が並んでいますが、すべて誤字が1つずつあります。誤字を正して、四字熟語を書きましょう。

A 一身同体
↓
（空欄）

F 一権一句
↓
（空欄）

B 万場一致
↓
（空欄）

G 時節当来
↓
（空欄）

C 自由自材
↓
（空欄）

H 大義名文
↓
（空欄）

D 真一門字
↓
（空欄）

I 不労不死
↓
（空欄）

E 半信半偽
↓
（空欄）

J 春夏愁冬
↓
（空欄）

脳体操　並べ替えて有名人の名前にしてください。まさか投棄よ（まさかとうきよ）

【184p脳体操・答え】 ストッキング

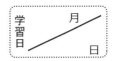

発想力 UP!

A、B それぞれ、「・」に同じ漢字を入れると、三字熟語が5つずつできあがります。間に入る共通の漢字を書きましょう。

A

巾・袋

接・剤

離・陸

粘・剤

終・駅

「・」=

B

厚・粧

変・球

文・祭

進・論

道・者

「・」=

177日目 答え

打		注	意	報		真
破	壊	力		知	能	犯
	滅		危	機		人
被		保	険		着	
害	虫		防	災	用	品
甚		中	止		義	
大	地	震		医	務	室

178日目 答え

A
徳島県・富山県

B
宮崎県・京都府

187

181日目 二字熟語をつなげ！

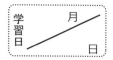

学習日　月　日

記憶力UP! 矢印の方向に読むと二字熟語ができるように、中央のマスに漢字を書きましょう。

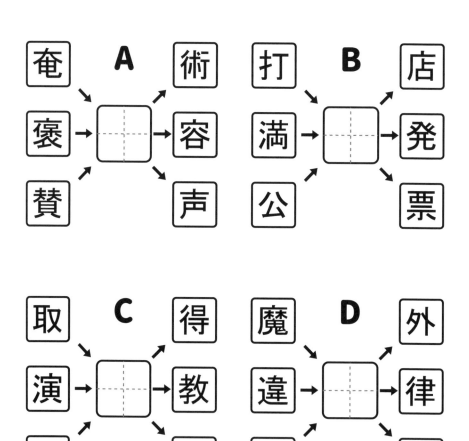

A

奄　→　□　術
褒　→　□　→　容
賛　→　□　声

B

打　→　□　店
満　→　□　→　発
公　→　□　票

C

取　→　□　得
演　→　□　→　教
論　→　□　明

D

魔　→　□　外
違　→　□　→　律
方　→　□　人

脳体操 ひらがなで書かれた計算式の答えは？　ななかけるごたすごかけるご

【186ｐ脳体操・答え】　加藤清正（かとうきよまさ）

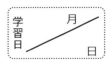

学習日　月　日

 発想力UP!

マスのカタカナ16の文字をすべて使って、テーマに関連する仲間の言葉を4つ考えて、書きましょう。1度使った文字は使えません。

テーマ 料理

A

グ	プ	チ	バ
シ	ハ	デ	オ
ー	テ	ラ	ュ
ー	ン	ン	ン

....
....
....
....

テーマ 生き物

B

ハ	ハ	ナ	ズ
リ	コ	ア	ス
ネ	ネ	ー	リ
ム	ミ	カ	タ

....
....
....
....

179日目答え

A 一心同体　　**F** 一言一句
B 満場一致　　**G** 時節到来
C 自由自在　　**H** 大義名分
D 真一文字　　**I** 不老不死
E 半信半疑　　**J** 春夏秋冬

180日目答え

A「・」に「着」が入る。巾着袋・接着剤・離着陸・粘着剤・終着駅

B「・」に「化」が入る。厚化粧・変化球・文化祭・進化論・道化者

189

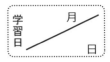

183日目 四字熟語見つけた！

読解力UP! 「候補」の漢字をマスに当てはめて、4つの四字熟語を書きましょう。さらに、使わずに「候補」に残った漢字で、三字熟語を作りましょう。

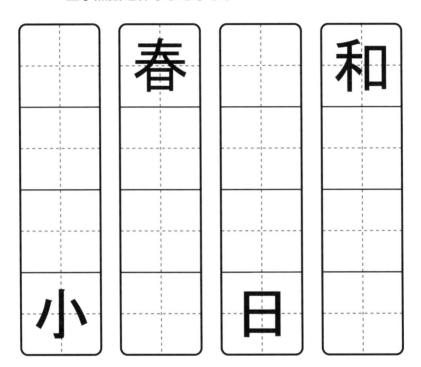

春

和

小

日

候補

辞 月 気 生 天
秋 縮 典 英 年
冬 夏 備 雨 軍

三字熟語

脳体操 ウスターソースの「ウスター」の由来は？
①イギリスの地名　②古代ギリシャ語

【188p脳体操・答え】 7×5+5×5=60

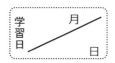

学習日 ＿月＿日

集中力 UP! ある法則にしたがって、言葉を集めました。しかし、この中の1つだけが、法則に合わない「仲間はずれ」になっています。「仲間はずれ」は、どれでしょうか？

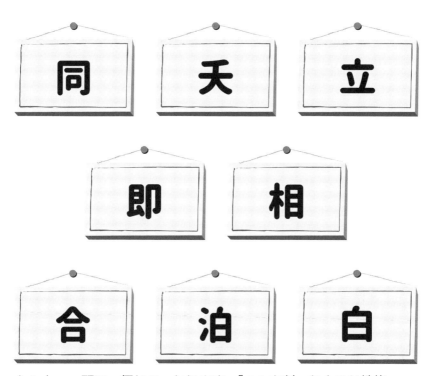

同　天　立

即　相

合　泊　白

ヒント……頭に、何かのっかります。「●」を割ったような性格

181日目 答え

A 中央に「美」
B 中央に「開」
C 中央に「説」
D 中央に「法」

182日目 答え

A ハンバーグ・シチュー・テンプラ・オデン

B ネコ・カナリア・ハリネズミ・ハムスター

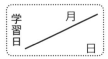

記憶力UP! 矢印の方向に読むと二字熟語ができるように、空欄のマスに漢字を書いてください。

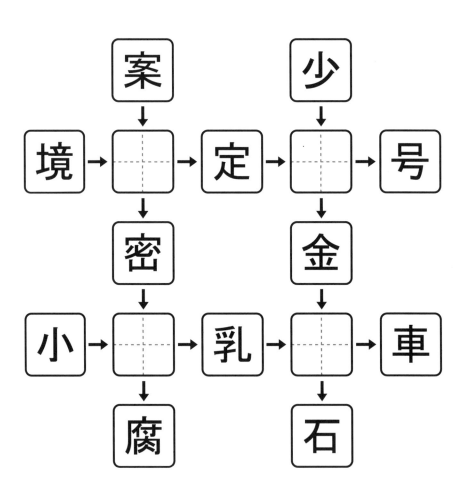

脳体操 バイオリンの数え方は？ ①〜挺（ちょう） ②〜台（だい）

【190 p 脳体操・答え】 ①イギリスの地名＝イギリスのウスターシャ地方が発祥の地

集中力UP! 同じ漢字が並んでいる中に、違う漢字が1つだけ混じっています。それを探し出してください。

A

鳥鳥鳥鳥鳥鳥鳥鳥鳥鳥鳥鳥鳥鳥
鳥鳥鳥鳥鳥鳥鳥鳥鳥鳥鳥鳥鳥鳥
鳥鳥鳥鳥鳥鳥鳥鳥鳥鳥鳥鳥鳥鳥
鳥鳥鳥鳥鳥鳥鳥鳥鳥鳥鳥鳥鳥鳥
鳥鳥鳥鳥鳥鳥鳥鳥鳥鳥鳥鳥鳥鳥
鳥鳥鳥鳥鳥鳥鳥鳥鳥鳥鳥鳥鳥鳥
鳥鳥鳥鳥鳥鳥鳥鳥鳥鳥鳥鳥鳥烏
鳥鳥鳥鳥鳥鳥鳥鳥鳥鳥

B

方方方方方方方方方方方方方方
方方方方方方方方方方方方方方
方方方方方方方方方方方方方方
方方方方方万方方方方方方方方
方方方方方方方方方方方方方方
方方方方方方方方方方方方方方
方方方方方方方方方方方方方方
方方方方方方方方方方方方

183日目 答え

四字熟語は左から
「軍備縮小」「春夏秋冬」
「生年月日」「和英辞典」
三字熟語【天気雨】

184日目 答え

「白」が仲間はずれ
「竹冠」が付いて、漢字になることが法則
同→筒・夭→笑・立→笠・即→節・相→箱・
合→答・泊→箔

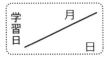

集中力UP!

「候補」の三字熟語でマスを埋めましょう。熟語が重なる部分では、同じ漢字を共有します。

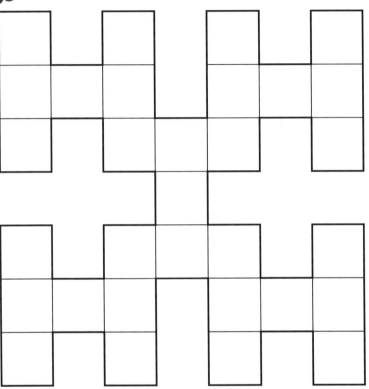

候補

流星群	舞台劇	明後日	年月日	後始末
未成年	流行歌	北極星	端末機	歌舞伎
集大成	小劇場	特集号	東北弁	月旅行

脳体操　①取り付く島がない ②取り付く暇がない、正しいのはどちら？

【192p脳体操・答え】 ①〜挺（ちょう）

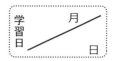

188日目 外来語の意味

 太い下線の言葉は、会話の中で使われている「カタカナ語（外来語）」です。それを日本語に置き換えました。その日本語を漢字で書きましょう。

A 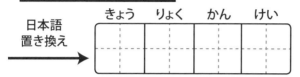 パートナーシップを結ぶ企業だ。

日本語置き換え →

きょう	りょく	かん	けい

B 祖母が通うデイサービス。

日本語置き換え →

ひ	がえ		かい	ご
		り		

C 減量のリバウンドで体重増加。

日本語置き換え →

はん	どう

185日目答え

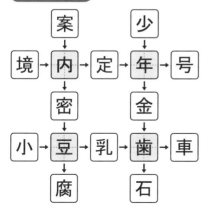

186日目答え

A
「鳥」が並ぶ中に
上から 7 段目・左端に「烏」がある

B
「方」が並ぶ中に
上から 4 段目・左から 6 番目に「万」がある

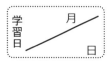

判断力 UP!

「候補」の漢字をマスに当てはめて、15 の三字熟語を作ってください。そのとき、太い線でつながれた 2 つのマスには、同じ漢字を書きましょう。

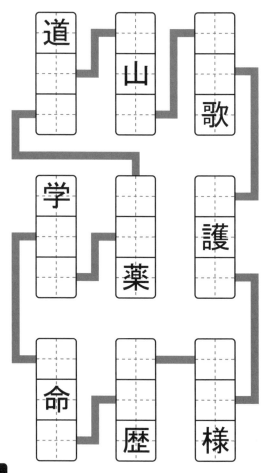

候補

神 服 生 守 内 案 体 天 子

脳体操

なぞなぞです。大人にも難しい数学の問題を解き、英会話もペラペラの子供は何才？

196

【194 p 脳体操・答え】　①取り付く島がない

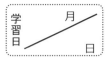

集中力
UP!

難読漢字とその「読み方」が上・下段に並んでいます。
●と●を線でつないで、組み合わせましょう。

生き物

海豚	麒麟	海驢	鰐	山羊	御玉杓子	井守	洗熊
●	●	●	●	●	●	●	●

●	●	●	●	●	●	●	●
わに	おたまじゃくし	あらいぐま	やぎ	いもり	あしか	きりん	いるか

187日目答え

特		未		明		端
集	大	成		後	始	末
号		年	月	日		機
			旅			
東		流	行	歌		小
北	極	星	群	舞	台	劇
弁				伎		場

188日目答え

A パートナーシップ
　＝ 協力関係
B デイサービス
　＝ 日帰り介護
C リバウンド ＝ 反動

191日目 有名人の誤字を正す

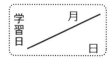

学習日　　月　　日

発想力UP! 5人の有名人の名前を漢字で書きましたが、それぞれ一字、間違った漢字が入っています。正しい名前を、【　】に書きましょう。

女性俳優

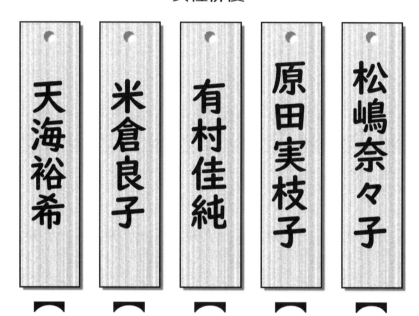

天海裕希

米倉良子

有村佳純

原田実枝子

松嶋奈々子

【　】　【　】　【　】　【　】　【　】

脳体操 並べ替えて有名人の名前にしてください。高いも合理さ（たかいもごうりさ）

198

【196p脳体操・答え】　天才

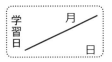

192日目 四字熟語あみだくじ

四字熟語をあみだくじの要領でつなごうとしましたが、うまくいきません。図に2本の線を加えて、正しいつながりにしてください。

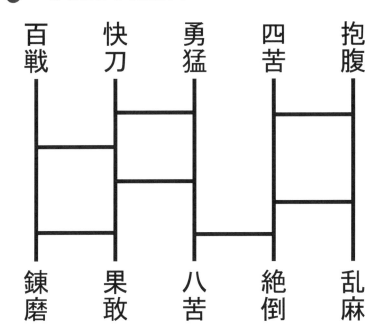

189日目答え

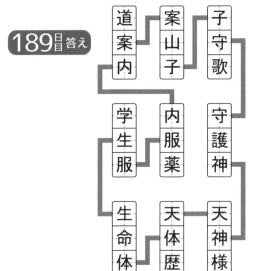

190日目答え

海豚＝いるか
麒麟＝きりん
海驢＝あしか
鰐＝わに
山羊＝やぎ
御玉杓子＝おたまじゃくし
井守＝いもり
洗熊＝あらいぐま

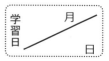

学習日　月　日

発想力
UP!

「ある」の言葉は、共通の法則にしたがっています。その法則は何でしょうか？　言葉を分析して、法則を答えてください。

ある

ない

ある	ない
確かに貸した	借りは返した
夏まで待つな	秋まで持たぬ
カツラが落下	ツルツルあたま
いい目の名医	人気の医院
薬のリスク	運動のメリット

ヒント……ひらがなに置き換えて、何度も読んでみましょう…

答え 共通の法則は

脳体操　ひらがなで書かれた計算式の答えは？　ななたすきゅうかけるにたすなな

【198 p 脳体操・答え】　西郷隆盛（さいごうたかもり）

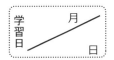

「例」と同じように、A ～ H の慣用句を線でつないで、意味が通るものにしてください。言葉の意味も考えてみましょう。

	A	B	C	D	E	F	G	H
	琴	虚	旧	一	木	後	小	固
例 愛	世	目	耳	勢	唾	交	手	線
想	を張る	を風靡する	を温める	に触れる	に挟む	が細かい	を呑む	に回る
がつきる								

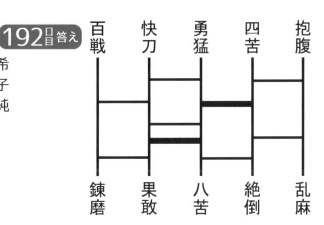

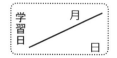

195日目 三字熟語書き分け

発想力
UP!

「候補」にある 12 の漢字をすべて使って、①〜④の言葉の意味に合うように、三字熟語を書きましょう。
候補の文字は 1 度だけ使えます。

A
候補

耗	期	品	朝
適	飯	飲	前
水	消	料	齢

① 使うにつれて減ったりなくなったりするもの。

② わずかな時間でできるような、たやすいこと。

③ 摂取するのに適したみず。

④ それをするのにふさわしい年ごろ。

B
候補

芸	第	農	民
産	品	忍	及
耐	物	力	点

① 地方独特の手づくりの品。

② つらいことや苦しみなどをたえしのぶちから。

③ 最低限の基準をかろうじて満たしている状態。

④ 穀類・野菜・果物・茶・肉・乳など。

脳体操 食パンの袋の四角の留め具の名前は？
①食パンピン　②バッグ・クロージャー

202

【200p脳体操・答え】　7+9×2+7=32

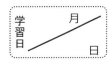

学習日 月 日

テーマに合った4人の名前が、マスに散りばめられています。その有名人の名前を、漢字で書きましょう。

昭和女性アイドル

日	聖	百	沙
山	松	泉	子
織	子	口	南
小	恵	田	今

A 「17才」
「色づく街」

C 「青い珊瑚礁」
「赤いスイートピー」

B 「としごろ」「ひと夏の経験」
「いい日旅立ち」

D 「なんてったってアイドル」
「木枯しに抱かれて」

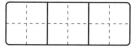

193日目答え 「ある」は反対から読んでも同じになることが法則
「たしかにかした」「なつまでまつな」「かつらがらっか」「いいめのめいい」「くすりのりすく」

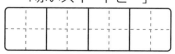

194日目答え
A 琴線に触れる　　E 木目が細かい
B 虚勢を張る　　　F 後手に回る
C 旧交を温める　　G 小耳に挟む
D 一世を風靡する　H 固唾を呑む

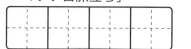
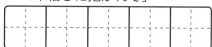

203

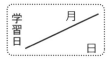

読解力UP!

「候補」の漢字をマスに当てはめて、熟語が重なりつながる漢字のクロスワードを作ってください。

縦	■	幾		学		様
	長	■	時	■	式	■
■		方	■		図	
	角	■		柄	■	対
点	■		紋	■		称
	明	色	■		似	■
視	■		像	■		状

候補

模	何	花	三	面	絵	四
画	真	横	形	透	相	彩

脳体操 ①眉をしかめる ②顔をしかめる、正しいのはどちら？

204

【202p脳体操・答え】 ②バッグ・クロージャー

A、B それぞれの「候補」に並ぶひらがなは、2 つの都道府県の名前がまざったものです。それぞれの名前を漢字で、書き分けましょう。

A

候補

かあんどちほうけっいい

都道府県名　　　　　都道府県名

A

候補

たふあんんきぎけけ

都道府県名　　　　　都道府県名

195日目答え

A ①消耗品　②朝飯前　③飲料水　④適齢期

B ①民芸品　②忍耐力　③及第点　④農産物

196日目答え

A 南沙織
B 山口百恵
C 松田聖子
D 小泉今日子

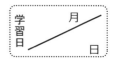

199日目 誤字を正す

 判断力UP!

A〜Jに四字熟語が並んでいますが、すべて誤字が1つずつあります。誤字を正して、四字熟語を書きましょう。

A 大単不敵

B 二足三文

C 海千山選

D 迷所旧跡

E 先手必将

F 相間関係

G 意気投号

H 不言実考

I 不化思議

J 冠前絶誤

脳体操　なぞなぞです。1ドル＝100円として、かわいい女の子は何ドル？

206

【204p脳体操・答え】　②顔をしかめる

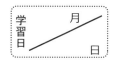

発想力
UP!

A、B それぞれ、「・」に同じ漢字を入れると、三字熟語が5つずつできあがります。間に入る共通の漢字を書きましょう。

A

倶・部	後・園	行・地

音・祭	打・器	「・」=

B

土・勘	局・的	意・悪

蟻・獄	路・裏	「・」=

197日目答え

縦		幾	何	学	模	様
横	長		時		式	
	四	方		絵	図	面
三	角		花	柄		対
点		彩	紋		相	称
透	明	色		真	似	
視		画	像		形	状

198日目答え

A
北海道・愛知県

B
秋田県・岐阜県

199日目 答え

A 大胆不敵		**F** 相関関係	
B 二束三文		**G** 意気投合	
C 海千山千		**H** 不言実行	
D 名所旧跡		**I** 不可思議	
E 先手必勝		**J** 冠前絶後	

【206p脳体操・答え】 アイドル

200日目 答え

A「・」に「楽」が入る。倶楽部・後楽園・行楽地・音楽祭・打楽器

B「・」に「地」が入る。土地勘・局地的・意地悪・蟻地獄・路地裏

監修

松下 太 Futoshi Matsushita

森ノ宮医療大学　作業療法学科 学科長／教授
作業療法士（認知症専門・認定作業療法士）
社会福祉士、医学博士
1990年に作業療法士免許を取得し、病院や介護老人保健施設にて認知症の人のリハビリテーションに従事する。特養や重度認知症デイケア、認知症初期集中支援チームなどで認知症の人の支援に関わり、現在は、大阪市地域包括支援センター連絡調整事業スーパーバイザーや、大阪府介護予防活動普及展開事業のアドバイザーとして、市町村の自立支援型地域ケア会議の場で活躍中。

著者

大原 英樹 Hideki Ohara

書籍編集プロデューサー、作家、絶景写真家。タウン情報誌や旅の本と並行して、児童書、絵本、折り紙や切り紙の手芸本、中高年向けの脳トレ本の執筆、編集を手掛ける。著書多数。
1964年11月13日 滋賀県大津市生まれ
1987年3月 京都精華大学 美術学部デザイン学科卒業

編集
大原 まゆみ

デザイン
大原 英樹

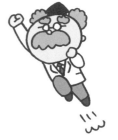

忘れない 迷わない
話が上手なデキる脳になる！

漢字・言葉
5分脳トレ200日間　もの忘れ防止SP

2023年9月20日　初版第1刷発行

著　者／大原 英樹
発行者／廣瀬 和二
発行所／辰巳出版株式会社

〒113-0033　東京都文京区本郷1-33-13
春日町ビル5F
TEL 03-5931-5920（代表）
FAX 03-6386-3087（販売部）
http://www.tg-net.co.jp/

印刷所／株式会社 公栄社
製本所／株式会社 セイコーバインダリー